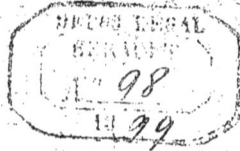

DE LA CHORÉE INFANTILE

SES RAPPORTS

Avec l'Évolution Dentaire

ET PRINCIPALEMENT AVEC LA SECONDE DENTITION

PAR LE

Docteur Dontcho MIKHAÏLOFF

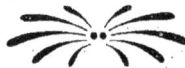

MONTPELLIER

IMPRIMERIE DE LA MANUFACTURE DE LA CHARITÉ

—

1899

DE LA

CHORÉE INFANTILE

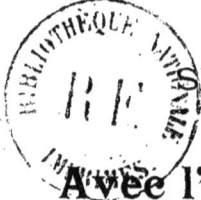

SES RAPPORTS

Avec l'Évolution Dentaire

ET PRINCIPALEMENT AVEC LA SECONDE DENTITION

PAR LE

Docteur Dontcho MIKHAÏLOFF

MONTPELLIER
IMPRIMERIE DE LA MANUFACTURE DE LA CHARITÉ
—
1899

PERSONNEL DE LA FACULTÉ

A la mémoire de mon Père vénéré

A ma Mère

Témoignage de reconnaissance et de profonde affection.

A mes frères Dimitre et Georges Mikhaïloff

Faible témoignage de reconnaissance sans borne.

A ma Sœur et à mon Beau-Frère

A mes Nièces — A mes Neveux

D. MIKHAILOFF

AVANT-PROPOS

A la veille de terminer nos études médicales et d'aborder
l'exercice de la médecine, nous ne saurions nous dérober à
l'impérieux devoir d'exprimer publiquement toute la reconnaissance que nous devons à nos parents et à nos maîtres.

Après avoir adressé un pieux souvenir à la mémoire vé-
nérée de notre père, nous dédions à notre mère et à nos
frères ce modeste travail, faible hommage de notre éternelle
gratitude. Nous sentons que jamais nous ne pourrons nous
acquitter à leur égard, et récompenser leur dévouement
pour nous.

Nos maîtres ont également droit à toute notre reconnaissance. Ils nous ont guidé dans les chemins souvent difficiles
de la clinique, nous ont aidé à surmonter plus d'un obsta-
cle, et c'est d'eux que nous tenons toute notre science. Le
grain qu'ils ont semé portera ses fruits et, nous l'espérons
fermement, l'élève saura tirer parti des leçons et des
conseils des maîtres. Nous garderons toujours le souvenir
que nous emportons du milieu savant où notre esprit s'est
formé et développé. Désormais, dans notre modeste pratique, nous nous efforcerons de suivre les traces de nos
chers professeurs et nous tàcherons ainsi de nous acquitter
de la dette de reconnaissance que nous avons contractée
envers eux.

Notre tàche est lourde, il est vrai, mais fort de l'enseigne-
ment que nous avons reçu dans la glorieuse Faculté
montpelliéraine; fort de la foi que nous avons en la beauté

et la grandeur de notre belle et noble profession ; fort surtout de notre pitié humaine, rien ne pourra nous empêcher
d'aller hardiment de l'avant et d'employer toutes les connais-
sances de notre esprit, toute la douce pitié de notre cœur,
pour soulager et calmer les souffrances de nos semblables
dans cette vie, qu'un philosophe a appelée « un rêve qui ne
prend de réalité que dans la douleur ».

S'il nous est donné, durant notre carrière médicale, de ne
pas trahir ces engagements que nous prenons aujourd'hui
c'est à nos maîtres que nous le devrons, et nous le décla-
rons de façon d'autant plus solennelle que notre reconnaissance est plus vive.

Que MM. les professeurs Grasset, Carrieu, Ducamp,
Tedenat et Forgue nous permettent donc de les remercier
publiquement ici.

M. le professeur Rauzier, par sa méthode claire et systé-
matique, par les précieux enseignements qu'il nous donna
dans le courant de ses consultations gratuites, a su dével-
lopper en nous le goût de notre art et les facultés du
pratricien.

M. le professeur Granel dont les leçons d'une simplicité
savante ont frappé notre esprit tout au début de nos études,
nous a témoigné durant tout notre séjour auprès de la
faculté un intérêt bienveillant qui ne s'est jamais démenti et
que nous ne pourrons jamais oublier.

Enfin, notre maître éminent, M. le professeur Baumel à
qui nous devons l'idée du présent travail, a des droits tout
spéciaux à notre dévouement et à notre reconnaissance : les
conseils éclairés que nous devons à sa compétence en pédia-
trie, son affabilité, et la simplicité paternelle avec laquelle il
nous a toujours accueilli, le grand honneur qu'il nous fait
en acceptant la présidence de notre thèse, tout nous fait un
devoir de lui garder une place à part dans notre affection.

En terminant, il nous reste à exprimer tous les regrets

que nous ressentons en quittant la France, ce beau pays qui est devenu notre seconde patrie intellectuelle et où nous avons passé les meilleures années de notre jeunesse.

Fier d'être l'élève d'une faculté française, nous conserverons toujours, de la patrie de Pasteur et de tant d'autres génies, bienfaiteurs de l'humanité, le plus doux et le plus ému des souvenirs, et nous saurons de loin nous associer à ses joies et à ses espérances en restant toujours attaché à ses glorieuses destinées.

INTRODUCTION

Il n'existe rien au monde d'aussi intéressant que les enfants. On voit dans ces petits êtres le germe de toutes les vertus, de toutes les facultés qu'ils auront si grand besoin de développer un jour. Rien n'est plus aimé, plus choyé, mais aussi rien n'est plus fragile. De combien de soins ne faut-il pas les entourer?

Ce sont, en effet, pour eux les soins continus de la mère auxquels viennent se joindre les plus tendres sollicitudes du père. N'en sont-ils pas l'espérance et la joie? On les regarde s'amuser; on les regarde dormir; on écoute leur souffle; chaque mouvement est étudié avec le plus grand souci; au moindre cri, à la moindre larme, père et mère sont là et apportent leur part de caresses au bébé qui crie, pleure, gémit et agite ses petits bras comme pour écarter un ennemi invisible.

Quel est donc cet ennemi du repos du cher petit être?

Voilà la question que tous se posent.

L'enfant est dans un état névrosique, cause de fatigue chez la mère, de soucis chez le père. La nuit il se réveille en sursaut; haletant et agité, les yeux hagards, il se cramponne à tout ce que ses petites mains peuvent saisir, et pousse des cris plaintifs. Les caresses de la mère et de la nourrice sont impuissantes à le calmer.

La parole n'étant pas encore permise au petit enfant, c'est par les cris qu'il traduit ses impressions, qu'il manifeste sa joie, son impatience, sa colère, ses besoins, ses désirs et ses souffrances. Ces cris constituent tout un petit langage, difficile à comprendre que souvent l'amour maternel interprète mal et que seul le médecin habile peut déchiffrer. Pour la mère ils sont dùs habituellement, à la sensation de soif et de faim qu'éprouve son enfant, et alors elle s'empresse de lui donner le sein ou de lui faire prendre quelque aliment ; cette pratique intempestive loin de calmer le petit malade ne fait que l'exciter davantage. Pour le médecin, ces cris tiennent encore à beaucoup d'autres causes : tantôt à un état nerveux que les parents ont transmis à l'enfant ; tantôt à des troubles provoqués par des vers intestinaux, ascarides lombricoïdes ou oxyures ; d'autres fois à un simple refroidissement, à la digestion pénible d'aliments trop pesants pour son estomac délicat ; souvent enfin à l'évolution dentaire dont le travail excessif peut, d'après notre maître M. le professeur Baumel, déterminer une congestion du cerveau, une pseudo-méningite, des convulsions, ou la chorée de Sydenham si l'enfant est plus àgé.

Pendant notre stage à la clinique des maladies des enfants, nous avons eu l'occasion de voir souvent des enfants atteints de la chorée de Sydhenham. Aucune maladie n'a produit sur nous une impression plus triste. Rien ne nous a fait autant de peine, inspiré autant de pitié que la vue de ces malheureux petits malades. Quel contraste, en effet, entre l'enfant d'hier et celui d'aujourd'hui ! Hier l'enfant était gai, exubérant dans ses jeux, vif et éveillé à l'école, espiègle et plein de gaîté dans sa famille dont il faisait la joie et le bonheur. Aujourd'hui il est triste, morose. Il ne joue pas avec ses petits camarades. Il est distrait, inattentif et incapable d'apprendre ses leçons. La mémoire lui fait défaut et son caractère devient de plus en plus bizarre. Tous ses mouvements n'ont plus la même précision ni la même régularité. Malgré lui son visage est grimaçant, sa démarche est modifiée. Ses mains, ses bras s'agitent d'une façon désordonnée et le pauvre petit s'attire des reproches pour avoir cassé un objet ou négligé une commission : Les parents croient le corriger de sa maladresse ou de sa négligence, parce qu'ils ne soupçonnent pas la maladie de l'enfant qui est à la merci de véritables secousses nerveuses et dont la volonté est impuissante à diriger ses mouvements.

L'impression douloureuse, nous le répétons, qu'a produite sur nous la vue de petits choréiques, nous a fait trouver intéressante l'étude de la chorée de Sydhenham, et c'est sans hésitation que sur le conseil de M. le professeur Baumel, nous apportons, comme thèse inaugurale, une modeste contribution à cette étude.

Il n'est pas de sujet dont les pédiatres se soient plus préoccupés ; il n'en est pas sur lesquels les avis aient été plus partagés. La pathogénie de la chorée a subi, comme celle de la plupart des affections nerveuses d'origine inconnue, des variations nombreuses qui, aux diverses époques, se sont forcément ressenties de l'influence des idées médicales régnantes. Les théories sont nombreuses et dans la revue, que nous en avons faite, force nous a été de reconnaître qu'aucune n'est suffisante à tout expliquer. Et c'est un bonheur pour nous que d'en exposer une nouvelle, celle que soutient si brillament notre maître M. le professeur Baumel : la théorie de l'évolution dentaire.

L'étude que nous présentons à l'appréciation de nos juges est divisée de la manière suivante :

PLAN :

Introduction.
Historique.
Etiologie.
Pathogénie.
Symptômatologie.
Diagnostic.
Traitement.
Observations.

DE LA CHORÉE INFANTILE

HISTORIQUE

Il a été beaucoup discuté sur la chorée, et longtemps on s'est demandé si les anciens auteurs l'avaient connue. On l'admet maintenant et nous pouvons voir les symptômes de cette affection dans la maladie étudiée par Galien et Pline sous le nom de « *scélotyrbe* ».

Mais il faut un examen attentif pour reconnaître cette névrose sous les symptômes décrits par les deux auteurs précités, et le moyen âge ne nous fournira pas davantage de renseignements précis. Dans cette période où tout ce qui échappe à la compréhension humaine s'explique par l'intervention de forces occultes et surnaturelles, la chorée est attribuée au sortilège et au démon ; elle est classée ensuite parmi les maladies feintes, puis considérée comme une paralysie ou une convulsion; il faudra enfin Gullen pour lui donner sa place parmi les névroses.

Connue sous les noms de convulsions démoniaques, folie extatique, tarentisme, dansomanie, grande danse de Saint-

Guy, elle reçut ces différentes appellations selon qu'elle fut endémique en Allemagne ou en Italie.

Bouteille nous a dit l'époque à laquelle la chorée fut mentionnée pour la première fois par Félix Plater, Horstius et Sennert (xv⁰ siècle). Les renseignements très vagues donnés par ces auteurs furent complétés par Sydenham, appelé maintenant l'Hippocrate anglais. C'est à Sydenham que revient l'honneur d'avoir fait ressortir les caractères propres de la danse de Saint-Guy confondue avant lui avec une foule d'autres affections nerveuses, d'en avoir indiqué la symptomatologie. Jusqu'à lui l'obscurité la plus grande existait sur la chorée, les différentes maladies saltatoires. Le premier, il s'aperçut de la fréquence de cette névrose chez les enfants des deux sexes, depuis la dixième année jusqu'à l'âge de la puberté, et la dénomination de danse de Saint-Guy lui revient en propre. Saint Guy était réputé dans le moyen-âge pour sa bonne intervention dans les affections évidemment hystériques, caractérisées surtout par une danse effrénée.

Et malgré tout, Sydenham ne fit pas la lumière complète sur ce point : l'étiologie et la pathogénie de cette danse de Saint-Guy restaient encore bien vagues, et elles ont donné lieu, d'ailleurs, à de nombreuses controverses.

Bouteille, en 1810, écrivit une histoire complète de la maladie, appuyée d'un nombre considérable d'observations. Il changea d'abord le nom de danse de Saint-Guy en celui de chorée et distingua les chorées essentielles, les chorées secondaires et les fausses chorées.

Depuis Bouteille, nombreuses ont été les théories émises pour éclaircir cette pathogénie de la chorée, mais les auteurs peu transigeants sur leurs opinions n'expliquaient jamais tous les phénomènes observés et l'on n'avait ainsi qu'une part de vérité.

En 1850, G. Sée venant après Bouillaud et ses travaux sur le rhumatisme, s'appuyant sur les observations de Frank, de Sauvages, de Bouteille, de Brigth, montra les relations étroites de la chorée avec les différentes diathèses et principalement avec le rhumatisme. Il fit de cette chorée une manifestation rhumatismale dans la plupart des cas. Roger, en 1867, reprit cette théorie et, pour lui, le rhumatisme, les cardiopathies, la chorée étaient les trois modes d'un même état pathologique, l'un pouvant faire place à l'autre, tous trois pouvant se manifester de plusieurs sortes sans rien enlever au caractère de la maladie : le rhumatisme. Après Roger, J. Simon et Trousseau partagent la même opinion, Trousseau apportant dans la discussion de nombreux cas personnels en faveur de sa théorie. Seulement Trousseau, distinguant la chorée vulgaire des autres chorées, lui donna de nouveau, comme l'avait fait Sydenham, la dénomination de danse de Saint-Guy, car pour lui le terme de chorée était trop général, avait un sens beaucoup trop étendu. Plus tard, en 1877, Charcot jugea aussi nécessaire la distinction qu'il fit entre la chorée de Sydenham, et les diverses autres chorées essentielles.

Cette manière spéciale d'expliquer la chorée eut de nombreux adversaires, et entr'autres Rilliet, Barthez, Bouchut, Grisolle, Barrier, Jaccoud ne virent dans la coexistence des deux maladies, rhumatisme et chorée, que des rapports apparents, un rapprochement fortuit, une simple coïncidence.

La théorie rhumatismale n'était pourtant pas abandonnée par ses défenseurs. A la suite de G. Sée et de Roger, Senhouse Kirkes, Cadet de Gassicourt, J. Simon, entrèrent en ligne pour soutenir et démontrer que la chorée est une maladie rhumatismale. G. Sée publie un nouveau mémoire, les faits s'entassent, Herringham, Peiper, Bouchaud fournissent des exemples intéressants, enfin les défenseurs de cette théorie rhumatismale semblent triompher.

Dans le parti opposé, on ne désarme pas non plus ; Charcot défend la théorie nerveuse, et sépare franchement la chorée du rhumatisme. Joffroy, après lui, prend part à la discussion et nous montre les choréiques comme des dégénérés, et la chorée est pour lui une névrose cérébro-spinale d'évolution. Comby insiste beaucoup sur les rapports étroits qui existent entre l'hystérie et la chorée. Leroux, Blocq en font une névrose de croissance. Les théories s'échafaudent, les mémoires s'accumulent, nous ne pouvons citer tous les noms, aussi en arrivons-nous à une nouvelle théorie, la théorie microbienne, infectieuse de la chorée.

Avec l'extension de la bactériologie, avec le développement des théories microbiennes, les recherches devaient fatalement se diriger de ce côté, aussi cette théorie dnvait-elle recueillir de nombreux suffrages, avoir de nombreux adeptes. Bien avant ces dernières années, Rilliet, Barthez, G. Sée, J. Simon avaient indiqué l'influence des maladies aiguës, des fièvres pouvant amener la danse de Saint-Guy par l'anémie, la débilitation.

Dans cette nouvelle voie, Saquet, Strumpel, Chéron commencent les premiers à entrevoir le rôle des microbes et des toxines ; Marie l'affirme davantage. L'école de Lyon, avec les professeurs Pierret, Teissier, prend mieux en mains cette théorie de l'infection et explique par elle certaines névroses. Pianèse va plus loin, pour lui la chorée est due à l'infection et il se base sur des recherches bactériologiques, il décrit même un microbe spécifique. Avec Leredde nous arrivons à la découverte d'un micrococque doré, micrococque trouvé dans le sang d'un choréique atteint d'endocardite infectieuse. Après lui nous avons encore à citer Courmont, Rodet, Berkley, Osler et enfin Triboulet fils qui s'est occupé beaucoup du rôle de l'infection dans la chorée dans ses recherches microbiologiques et dans sa thèse. Enfin quelques faits nouveaux sont encore apportés par divers à l'appui de cette théorie.

Pour terminer, nous citerons une dernière théorie : la théorie de l'origine réflexe de la chorée, soutenue par Triboulet père, qui plaçait le point de départ de l'excitation dans les nerfs périphériques douloureux.

M. le professeur Baumel est le propagateur d'une autre théorie réflexe, absolument originale par sa nouveauté et sa valeur scientifique ; il admet comme cause prédisposante l'anémie, et comme cause déterminante l'évolution dentaire dont les rameaux dentaires du trijumeau sont la voie centripète des excitations émanant des dents lors d'une éclosion difficile. Cette théorie réflexe que nous exposait M. le professeur Baumel dans ses leçons cliniques, nous a séduit par ses côtés originaux ; nous nous réserverons d'insister davantage sur elle dans le cours de cette discussion, en montrant les preuves sur lesquelles elle a pu s'établir.

ETIOLOGIE

L'étude des causes de la chorée a fait de grands progrès depuis quelques années. L'historique nous l'a démontré. Malgré ces progrès, quelques points restent indécis et tant que sa nature ne sera pas définitivement établie, il sera difficile de classer, suivant leur valeur réelle, les causes prédisposantes et les causes déterminantes. Nous considérons successivement : l'âge, le sexe, l'état social, le surmenage physique et intellectuel, l'hérédité, la diathèse, l'impression morale, l'imitation, les excitations génésiques, les maladies infectieuses, l'intoxication, les maladies chroniques, les vers intestinaux, l'anémie et l'évolution dentaire.

L'âge. — Tous les auteurs sont unanimes à reconnaître que la chorée de Sydenham est surtout une maladie du jeune âge. Elle survient à l'époque de la deuxième dentition, dans le cours de la seconde enfance, à la puberté, c'est-à-dire dans la période de la vie où la croissance est à son maximum d'activité.

On l'observe rarement au-dessous de l'âge de 5 ans, malgré qu'on en ait cité des cas chez de tout jeunes enfants, chez des nourrissons même. Ces faits, exceptionnels du reste, paraissent douteux. Elle est à son maximum entre 6 et 15 ans ; au-dessus de 16 ans elle redevient rare. En effet, dans la statistique de Ch. West (de Londres), dont la science déplore la mort récente, sur 1141 cas, nous trouvons

132 cas au-dessous de 6 ans et 959 cas entre 6 et 15 ans.

Dans celle de Barthez et Sanné nous trouvons sur 334 cas observés, 23 de 3 à 6 ans, 303 de 6 à 15 ans et 8 de 15 à 17 ans.

La statistique de Steph-Mackenzie nous donne 6 cas au-dessous de 6 ans, 320 cas entre 6 et 14, 105 cas seulement entre 14 et 40.

Dans une autre de Triboulet père, sur 305 cas nous en trouvons un seul à 3 ans, 14 de 3 à 6, 259 entre 6 et 15 et 7 seulement au-delà de 15 ans. A côté de ces statistiques faites par des maîtres nous placerons modestement les 14 observations que nous avons recueillies : tous les 14 cas ont eu lieu entre 7 et 15 ans.

Nous voyons donc, par ces statistiques imposantes, que l'âge a une importance considérable comme cause prédisposante.

Sexe. — En ce qui concerne le sexe, les statistiques sont aussi éloquentes et aussi concluantes que tout à l'heure. Tous les auteurs sont d'accord pour reconnaître la fréquence plus grande de la chorée de Sydenham chez les filles, dans la proportion de deux filles pour un garçon. D'autres auteurs considèrent cette proportion comme 3 à 1 (3 filles pour 1 garçon).

En effet, si nous consultons la statistique de West dont les recherches ont porté sur 1141, nous trouvons les chiffres suivants : 794 pour le sexe féminin et 347 pour le sexe masculin.

H. Roger a trouvé sur 1183 cas : 796 filles et 387 garçons. G. Sée, sur 531 choréiques donne 393 filles et 138 garçons.

St. Mackenzie donne la statistique suivante : sur 439 cas, 332 de sexe masculin, 114 de sexe féminin et 3, dont le sexe n'a pas été noté dans les observations.

Dufossé sur 240 cas trouve 161 filles et 79 garçons.

Moynier trouve, sur 189 cas, 138 filles et 51 garçons.

Rufz donne absolument les mêmes chiffres que Moynier.

Sur nos 14 observations mentionnées plus haut, nous avons rencontré 11 filles et 3 garçons. Nous verrons plus loin quelle peut être l'explication de cette fréquence relativement grande de la chorée chez les filles. Le sexe joue donc ici, en tant que cause prédisposante, un rôle fort important.

État social des malades. — St. Mackenzie a remarqué que la chorée de Sydenham était très fréquente dans la classe pauvre et qu'elle devenait de plus en plus rare à mesure qu'on s'élevait dans les classes sociales. En effet, dans sa statistique si intéressante, on ne trouve que 12 cas sur 430 dans la classe élevée, 115 cas dans la classe moyenne et 303 dans la classe pauvre.

L'interprétation que nous donnons à ses recherches est la suivante : L'anémie que nous considérons avec notre maître, M. le professeur Baumel, comme cause prédisposante de la chorée, sévissant surtout dans la classe pauvre et misérable, où elle trouve tout pour son développement : hérédité, alimentation défectueuse et insuffisante, privations, habitation obscure et humide, manque de lumière, surmenage physique, excès, etc., nous expliquent cette fréquence de la chorée de Sydenham dans la classe pauvre.

Surmenage physique et intellectuel. — Dans la statistique de St. Mackenzie, nous voyons que le surmenage physique avait précédé la chorée dans 34 cas, et le surmenage intellectuel dans 71 cas (15 garçons, 56 filles), 16 0/0.

Hérédité. — Il y a deux formes d'hérédité à étudier : l'hérédité similaire et l'hérédité de transformation.

L'hérédité similaire (enfant choréique né de mère ou de père choréique) est assez rare. G. Sée dans 18 cas, a retrouvé des symptômes de chorée chez les parents directs, père et mère; Money, sur 214 cas l'a trouvé 14 fois, chez les ascendants; Triboulet, sur 300 cas, ne l'a observé que

4 fois seulement; Ch. Leroux une fois sur 162 observations.

Les exemples cités ne sont pas toujours précis; encore dans toutes ces observations faudrait-il être certain qu'il s'agit de la chorée de Sydenham et non de la chorée héréditaire de Huntington. Aussi certains auteurs, comme Raymond, mettent-ils en doute l'hérédité similaire de la chorée infantile.

L'hérédité de transformation joue au contraire un rôle plus important. En remontant dans les antécédents des individus atteints de danse de Saint-Guy, on retrouve, soit dans les ascendants directs, soit dans les ascendants collatéraux, des névroses diverses, l'hystérie, l'épilepsie, les accidents éclamptiques, etc.

Charcot dans ses leçons du mardi (1888-1889) montre la fréquence de l'hystérie, de l'aliénation mentale, du suicide, de la manie puerpérale, de l'exaltation.

Déjerine dans sa thèse d'agrégation reproduit un tableau familial qui montre les relations héréditaires de la chorée, de l'hystérie, de l'hypocondrie, de la mélancolie. En résumé, les névroses et les psychoses sont fréquentes chez les ascendantes et cette hérédité explique comment, pour certains auteurs (Joffroy), les choréiques sont dégénérés.

Quelques-uns ont noté de l'*alcoolisme* dans les antécédents et en font une cause prédisposante. Sur 8 cas, Ch. Leroux, a trouvé deux alcooliques chez le père; Legroux cite des faits analogues; Triboulet, dans sa thèse, relève souvent l'alcoolisme dans les antécédents paternels.

L'arthritisme et particulièrement le *rhumatisme* sont fréquemment notés dans les antécédents héréditaires des enfants; divers auteurs ont vu la chorée succéder au rhumatisme musculaire ou articulaire. Serait-elle donc due à l'influence rhumatismale? C'était l'opinion de Bouteille : G. Sée a reproduit cette opinion, l'a généralisée, étendue et a avancé que la chorée était de nature rhumatismale. Les preuves qu'il en donne sont de divers ordres et nous les exposerons au chapitre de la pathogénie.

Impressions morales. — *Imitation.* — Nous parlerons aussi des émotions morales vives. des frayeurs qui pour certains auteurs sont des causes prédisposantes et se retrouvent parfois à l'origine de la chorée. Souvent les parents racontent au médecin qu'à la suite d'une peur provoquée par un chien enragé, ou par la vue d'un cheval emporté leur enfant est devenu choréique. Peut-être même doit-on rapporter à l'émotion les chorées consécutives au traumatisme. Sans vouloir exagérer la valeur des émotions violentes de la frayeur, il n'en est pas moins vrai que ces causes exercent une influence provocatrice sur le développement de la chorée.

L'Imitation a été invoquée aussi comme cause de la maladie (Ziemssen), ; mais les réserves les plus grandes doivent être observées à cet égard. Rien ne dit qu'il ne s'agissait pas dans les cas cités de chorée hystérique. Quant aux *excitations génésiques*, invoquées par quelques auteurs, nous ne savons nous prononcer ; ce point n'ayant pas été encore suffisamment établi. Néanmoins, nous ne pouvons certainement douter que les pertes séminales, soit spontanées, soit provoquées par onanisme, ne puissent déterminer un état particulier du sujet, un véritable terrain préparé pour le développement de la chorée.

M. le professeur Baumel croit que l'ébauche laborieuse et difficile des règles, les troubles prémenstruels qui accompagnent ou précèdent cette ébauche peuvent à un certain point provoquer la chorée chez un sujet qui a été déjà préparé pour cela par l'anémie.

Maladies infectieuses. — Depuis longtemps le rôle de maladies aiguës avait été signalé, mais les premiers auteurs ne voyaient guère là qu'une cause débilitante favorisant le développement de la chorée. Sans remonter très loin,

Rilliet et Barthez, signalent la pneumonie, la fièvre typhoïde, les fièvres éruptives et surtout la scarlatine, comme causes prédisposantes. Plus tard, G. Sée, I. Simon, D'Espinc et Picot parlent également de l'influence des maladies fébriles, mais ce n'est en réalité que dans ces dernières années, depuis l'extension de la Bactériologie et le développement des théories microbiennes, que cette étude s'est précisée. De l'étude de plusieurs auteurs, il ressort que l'infection précède souvent la chorée. Les infections jusqu'ici observées ont été les suivantes : rougeole, coqueluche, variole, varicelle, scarlatine, érysipèle, oreillons, grippe, diphtérie, fièvre typhoïde, fièvre intermittente, pneumonie, dysenterie, angines diverses, embarras gastrique, gastro-entérites, auto-infections etc.

Toutefois nous croyons nécessaire de faire quelques réserves. Les maladies infectieuses sont tellement fréquentes chez les enfants qu'on peut toujours, ou à peu près, en rencontrer dans les antécédents rapprochés ou éloignés des choériques ; mais y a-t-il toujours relation de cause à effet ? On voit beaucoup d'enfants qui ont eu des maladies infectieuses et qui n'ont jamais présenté le moindre symptôme de chorée. Tel est le point qui n'est pas encore complètement élucidé, pour beaucoup d'observateurs du moins.

Intoxication. — *Maladies chroniques.* — On a observé des cas de chorée de Sydenham consécutive à une *intoxication* par l'oxyde de carbone, par l'iodoforme etc.

Certains auteurs ont invoqué l'influence de la *tuberculose* dans l'étiologie de la chorée.

Dernièrement Massalango (professeur à l'Université de Padoue), a démontré que l'influence de la tuberculose pourrait s'expliquer par l'action qu'elle exerce sur le système nerveux par les poisons qui se forment dans les foyers tuberculeux.

Nous devons ajouter que M. le professeur Grasset, attache

une très grande importance à la *scrofule*, comme cause prédisposante de la maladie qui nous occupe.

Vers intestinaux. — La présence, dans l'intestin, des vers intestinaux ascarides lombricoïdes ou ténia, parait avoir sur la production de la chorée une influence bien manifeste.

Dans l'*Union Médicale* de 1891, M. le professeur Baumel, a rapporté l'observation d'un cas de chorée guéri après l'expulsion des vers intestinaux. Nous la citerons au cours de notre travail. D'un autre côté Bouchut avait pour habitude d'administrer un vermifuge dans tous les cas de chorée auxquels ne il pouvait attribuer une origine rhumatismale ou autre.

Anémie. — L'influence du sang sur le système nerveux a de tout temps été reconnue. *Sanguis moderator nervorum*, a dit le père de la médecine, et cet aphorisme est encore vrai de nos jours. Le sang, en effet, est le modérateur des nerfs, et lorsque ce frein fait défaut, les nerfs comme affolés se livrent à des actes insolites et leur fonction est pervertie. Il n'est pas de Médecin qui n'ait observé des troubles du mouvement et de la sensibilité après de longues et abondantes pertes du sang, provoquées par des lésions organiques de l'utérus, par exemple, ou à la suite d'accouchement laborieux, ou de quelque autre opération chirurgicale qui ont été suivies d'hémorragie. Dans l'anémie, le sang, ne possédant plus ses qualités physiques et chimiques normales, voit son influence diminuer, et de là, apparition de tous ces phénomènes nerveux aussi bizarres que variés,

Il est un fait général à remarquer : c'est que presque toutes les personnes atteintes de chorée de Sydenham sont anémiques, dans toutes nos observations l'anémie a été notée. De même que l'hystérie se montre rarement chez les personnes robustes, mais est habituellement unie à quelque désordre marqué de la nutrition, tel que l'anémie ou la chlorose ; de même, il est déjà établi que dans presque tous les cas de chorée de Sydenham le début de symptô-mes est précédé d'un affaiblissement de la santé se caractérisant par de l'anémie. C'est pour cette raison que Trousseau conseille de traiter les choréiques comme on traite les anémiques, par les ferrugineux, et que M. le Professeur Baumel ordonne du fer dans la chorée.

Vu la présense constante de l'anémie chez tous les choréiques, on en est arrivé à considérer l'anémie, non plus comme un effet mais bien comme une des causes de la chorée. Bien plus, Bouchut et d'autres auteurs attribuent à l'anémie une part prépondérante dans la pathogénie de cette maladie. Nous pensons avec M. le professeur Baumel que l'anémie à elle seule, ne saurait produire la chorée, mais associée à d'autres causes, telle que l'évolution dentaire, par exemple, elle devient un adjuvant qui favorise l'éclosion de la maladie.

Aussi nous admettons avec M. le Professeur Baumel : 1° que l'anémie est une cause et non un symptôme de la chorée; 2° que cette cause a une certaine importance et nous explique la plus grande fréquence de la chorée chez les jeunes filles; 3° que l'anémie n'est qu'une cause adjuvante, et que la vraie cause déterminante réside dans tout autre trouble de l'organisme, tel que l'évolution dentaire par exemple

Evolution dentaire. — Notre maître le Professeur Baumel attache une très grande importance à l'évolution dentaire laborieuse ou mauvaise dans la détermination de la chorée de Sydenham.

« Cette détermination a lieu sous l'influence de l'anémie cause prédisposante par exemple, par l'évolution dentaire cause occasionnelle ».

« Dans l'évolution dentaire c'est surtout le développement des *molaires postérieures* et définitives qui y *donne lieu.* (1)

(1) Baumel. — Leçon clinique 1892

Ce sont surtout l'évolution de la dent de 7 ans et celle de 13 à 14 ans qui déterminent pour la plupart la chorée. La clinique Infantile justifie pleinement l'opinion de M. le professeur Baumel, puisque les observations que nous rapportons dans notre thèse, n'invoquent aucune autre cause déterminante que l'évolution dentaire, et constituent à notre avis un nouvel appoint à notre théorie.

Nous nous réservons d'exposer cette théorie longuement dans le chapitre de la pathogénie, de donner les preuves qui militent en sa faveur et de démontrer que l'évolution dentaire n'est pas une simple coïncidence dans le cours de la chorée, mais qu'il faut voir en elle la véritable origine pathogénique de cette affection.

PATHOGÉNIE

Avant d'exposer la théorie réflexe de l'évolution dentaire que soutient notre maître M. le professeur Baumel, force nous sera de passer en revue les diverses théories émises sur la maladie qui nous occupe. Nous essayerons d'en faire la critique, nous attachant d'un côté, à mettre en relief les défauts ou points faibles de chacune d'elles, trop heureux de l'autre, d'en prendre tout ce qui pourra corroborer les idées que nous développerons pour expliquer la théorie réflexe. Nos observations n'ont pas d'autre but.

I. *Théorie de l'embolie.* — Cette théorie reposait sur ce fait anatomique que fréquemment, dans les autopsies, on trouvait d'une part des lésions du cœur (endocardite végétante), et de l'autre de l'oblitération des petits vaisseaux, des ramollissements emboliques du cerveau et de la moelle. Les partisans de la théorie concluaient que la chorée était due à des embolies d'origine cardiaque provoquant des ramollissements de l'axe encéphalo-rachidien. Kirkes proposa l'hypothèse de l'embolie qui explique la production de la maladie par l'irritation des centres nerveux que détermineraient de fines molécules de fibrine. L'école anglaise alors considérait comme découvert le siège anatomique de la chorée. En effet, Tood se basant sur la prédominance unilatérale des mouvements choréiques, sur l'existence possible d'une hémiparésie du même côté, avait émis l'opinion que le siège de production des mouvements anormaux devait être dans les corps opto-striés ; et, pour expliquer la lésion de ces noyaux centraux, il admettait la filiation des phénomènes dans l'ordre suivant : rhumatisme — endocardite — embolie dans les noyaux opto-striés — chorée. Cette théorie acceptée par beaucoup d'auteurs anglais, le fut également par Frerichs et Kerstchmer en Allemagne.

Les objections à cette théorie sont nombreuses :

1º Comment comprendre la lenteur ordinaire de la période du début de la chorée, avec l'idée d'une embolie qui est, habituellement, rapidement suivie d'effets (ictus, etc..) ?

2º Comment expliquer le fait de la prédominance des hémichorées à gauche, puisqu'on sait que l'embolie est beaucoup plus fréquente à gauche ?

3º Comment s'expliquer le très petit nombre de cas où la chorée est exclusivement unilatérale ?

4º Comment expliquer la rareté relative des récidives, si une lésion organique était la cause ordinaire de l'attaque ?

5º Comment comprendre l'absence complète d'ictus que n'explique pas le petit volume de l'embolie ?

6° Comment expliquer les cas de chorée où l'on ne trouve aucune lésion du cœur.

7º Et enfin, comment s'explique, avec une embolie qui produit une nécrobiose du territoire irrigué par l'artère qu'elle a obstruée, le *restitutio ad integrum*, terminaison habituelle de la chorée.

La théorie de Kirkes, ne pouvant toujours se contrôler anatomiquement, donnant des lésions extrêmement variées, ayant des sièges tout aussi multiples, perd toute sa valeur pathogénique et nous croyons qu'elle doit être abandonnée.

II. *Théorie rhumatismale.* — G. Sée a repris l'opinion de Bouteille, attribuant au rhumatisme l'origine de la chorée, l'a généralisée et étendue. En 1850 il a présenté un mémoire à l'Académie de Médecine sur la pathogénie de la chorée.

Il donne des chiffres pour baser son affirmation (sur 128 cas, 61 fois rhumatisme articulaire), et énonce les conclusions suivantes : 1° Que la chorée dans 3/5 des cas est d'origine rhumatismale ; 2° Que, par conséquent, elle n'est plus une névrose, c'est-à-dire une affection nerveuse « essentielle », « sans aucune raison suffisante », mais « un résultat, un symptôme », « un état nerveux » développé « en cours d'une autre maladie, et, en particulier de la diathèse rhumatismale ».

Après G. Sée d'autres se sont occupés de la question. Arrivons à Roger. Dans les Archives générales de Médecine de 1867 et 1868, il publie une statistique de 71 cas, tous compliqués de lésions cardiaques, ce qui fait une proportion de 100 %.

Mais les observateurs se suivent et la proportion diminue. Haven sur 200 choréiques, ne trouve que 42 cas de rhumatismes ; Saric, dans sa thèse le note 4 fois sur 18 cas ; Goodall, sur 262 cas, nous en donne une proportion de 32% ; St Mackenzie, sur 664 cas observés, en trouve 179, soit 27 % ; Legay, sur 76 malades, trouve 30 fois le rhumatisme ; Stenier, sur 252 cas, l'a vu 4 fois seulement ; Prior, sur 91 cas, 5 fois seulement ; Comby, sur 16 cas, n'a jamais découvert le rhumatisme, enfin sur les 14 cas de chorée que nous rapportons dans notre travail, il n'y en a aucun dans lequel le rhumatisme ait été noté.

Comme on le voit, il y a une différence énorme entre les observations de Roger et celles-ci.

Voyons maintenant ce qu'explique la théorie rhumatismale et ce qu'elle n'explique pas.

Ce qu'elle explique. — Le rhumatisme peut agir sur tout l'axe cérébro-spinal, sur ses enveloppes, comme aussi sur les nerfs périphériques, et alors : Il explique les signes fonctionnels : troubles moteurs (convulsions, parésie) ; désordres sensitifs, et, en particulier, fort bien, la douleur provoquée des nerfs (fluxion); les troubles psychiques; il donne leur raison d'être aux explications intercurrentes : fièvre, endopéricardites, complications rhumatismales proprement dites (articulations); il renferme en lui-même la formidable complication qui a reçu le nom de *rhumatisme cérébral* souvent mortel.

Ce qu'il n'explique pas. — Cette théorie n'explique pas les cas aujourd'hui très nombreux, plus nombreux que les précédents, dans lesquels il n'y a pas trace de rhumatisme, et qu'on peut, d'après Leroux, évaluer à 71,90 pour 100. Aussi divers auteurs, non moins autorisés que ceux qui soutiennent la théorie rhumatismale, se sont élevés contre cette théorie trop exclusive. Charcot a magistralement montré l'exagération de cette interprétation dans une remarquable leçon (1).

III. **Théorie dyscrasique.** — Cette théorie a eu et a encore ses défenseurs autorisés. Bouchut indique l'hypoglobulie comme un des principaux facteurs de la chorée. Pour lui « s'expliquerait ainsi la fréquence plus grande chez les filles si souvent chloro-anémiques ». Brouardel voit aussi dans les perturbations nutritives une cause puissante de désordre nerveux. Il est certain, en effet, que toutes les perturbations nutritives sont une cause puissante de désordre nerveux, que l'anémie favorise singulièrement l'instabilité du système sensitivo-moteur. G. Sée attribuait aux altérations humorales un rôle important (chorées dyscrasiques).

La plupart des auteurs, parmi lesquels M. le professeur Baumel, considèrent l'anémie et l'affaiblissement qui suivent toute maladie aiguë comme une cause prédisposante de la chorée.

Avec la doctrine dyscrasique, la pathogénie des accidents est facile à établir. Partant du vieil adage en raison duquel

(1) Charcot. Leçons du mardi, 1888-1889.

« *Sanguis frenat nervos* », il est aisé de conclure que chez des sujets anémiés le frein a perdu de sa puissance, et l'on conçoit alors que le moindre choc nerveux fasse le désordre moteur choréique. Ce fond d'anémie étant reconnu comme substratum de la chorée, on s'explique bien que sur un terrain ainsi inférorisé la moindre excitation périphérique, l'évolution dentaire difficile par exemple, agira avec force et fera le désordre moteur. En effet, les statistiques nous montrent qu'un grand nombre de choréiques présentent ces symptômes d'anémie. Dans la statistique de St. Mackensie, on voit 92 fois l'anémie à l'origine de la chorée. Dans toutes nos observations l'anémie était notée. Nous avons vu, en outre, dans l'étiologie, que la chorée est beaucoup plus fréquente dans le jeune âge, où l'anémie est excessivement commune ; qu'elle est plus fréquemment observée chez les jeunes filles qui sont plus souvent anémiques que les garçons ; qu'elle se rencontre plus souvent dans la classe pauvre, où, par suite de mauvaises conditions hygiéniques, l'anémie est plus fréquente.

De nombreuses objections ont été faites à cette théorie.

Triboulet, partisan de la théorie infectieuse, fait les objections suivantes : « On voit mal comment, physiologiquement, l'anémie pourrait faire le désordre des réflexes ; comment la parésie et la paralysie. Et il nous rappelle le sort d'un cas semblable de Gübler à propos de la paralysie diphtérique. Landouzy l'a en effet combattue et a fait voir le rôle de l'infection dans ces paralysies. Triboulet finit ses objections ainsi : « Enfin, il nous sera permis de faire remarquer, qu'affaibli par sa maladie, le choréique n'est parfois jamais autant anémique qu'au moment même où survient la guérison, ce qui est en contradiction formelle avec l'hypothèse ».

Si nous ne pouvons scientifiquement discuter les assertions de Triboulet, les observations que nous apportons dans notre travail, nous autorisent à le contredire et à croire malgré lui que l'anémie joue un rôle excessivement important dans l'étiologie de la chorée de Sydenham.

IV. *Théorie de la névrose.* — La théorie de la névrose est basée sur l'absence de lésions appréciables dans les autopsies des choréiques, et sur la coexistence fréquente de la chorée et d'autres névroses, telles que : l'hystérie, l'épilepsie, etc., dans les antécédents héréditaires et personnels des malades. Voici comment Ch. Leroux la définit : « La chorée est une névrose ; maladie ordinairement apyrétique, se manifestant par des troubles moteurs, psychiques, quelquefois sensitifs ; mobile et variée aussi bien dans ses manifestations que dans son intensité ; se produisant sans lésion appréciable ; guérissant (sauf complications surajoutées) sans laisser après elle de modifications anatomiques persistantes dans l'intimité des tissus. »

Cette théorie a été défendue éloquemment par des maîtres célèbres ; les noms de Joffroy, Charcot, Comby s'y attachent.

Joffroy a montré que la chorée se développe surtout chez les enfants pendant les troubles divers qui accompagnent la croissance. Pour cet auteur, la chorée est une maladie d'évolution qui porte sur le système cérébro-spinal, c'est une *névrose cérébro-spinale* d'évolution. Il a démontré de plus, que les choréiques sont des dégénérés, par leur hérédité, et que la chorée n'est que la manifestation d'une dégénérescence de l'appareil nerveux moteur et psychique.

Comby invoque les liens d'étroite parentée qui unissent entre elles les diverses névroses, et arrive à rapprocher la chorée de l'hystérie ; pour lui, la chorée devient un des bras innombrables de « l'hydre moderne ».

Ch. Leroux voit dans la chorée une *névrose de croissance* se développant surtout à l'âge où on observe les douleurs, les fièvres, l'anémie, les troubles prémenstruels qui accom-

pagnent ou précèdent la croissance et la formation. Charcot, puis Blocq s'appuyant sur son autorité, concluent à la
névrose.

Il est évident que, dans les cas ordinaires, la théorie de
la névrose, suffit à expliquer les diverses manifestations :
troubles moteurs, sensitifs, psychiques ; mais la théorie de
la névrose pure est certainement insuffisante à elle seule
pour rendre compte des cas compliqués. Triboulet, dans sa
thèse, formule d'une manière précise les objections à la
théorie nerveuse. en faveur de la démonstration de la théorie infectieuse. Première objection : la théorie de la névrose,
dit-il, est en contradiction avec certains faits. Qui dit névrose, sous-entend une irrégularité extrême dans la marche
du trouble fonctionnel. L'hystérie est le mode du genre.
Est-ce de la chorée qui, légère ou accentuée, fait succéder
à une période de début une période d'état (dans laquelle on
voit une exaspération du mouvement, et, quelquefois un
degré de parésie pouvant aller à la paralysie), suivie plus
ou moins tard d'une période de déclin ? Elle a une marche
cyclique et présente souvent de la fièvre. Nous reproduisons quelques lignes de Leroux qui répond à cette première
objection de Triboulet : « Il semble que Triboulet force les
analogies en faveur de sa démonstration (théorie infectieuse). La chorée est en somme assez mobile dans son
allure, tantôt les mouvements convulsifs existent seuls,
tantôt ils s'accompagnent de paralysie ; tantôt cette dernière
est l'unique manifestation (chorée molle). Dans les attaques
successives, les enfants ne font pas toujours la même forme.
Dans un cas (Leroux), on voit une première attaque simple, la seconde avec paraplégie, la troisième avec une hémiparésie droite, la quatrième avec hémiparésie gauche. Il y
a là une certaine mobilité d'allure. Enfin l'évolution cyclique n'est pas si nette que Triboulet l'indique, ni la fièvre si
constante ».

La seconde objection de Triboulet est la suivante : « La théorie de la névrose ne peut expliquer certains symptômes : les douleurs provoquées des nerfs, la fièvre, les manifestations articulaires et cardiaques, le rhumatisme cérébral. — Nous prendrons de nouveau à Leroux la réponse à cette objection : « Assurément, mais il faudrait démontrer que ces manifestations appartiennent en propre à la chorée et qu'elles ne dépendent point d'un rhumatisme ou d'une infection surajoutés, ce qui est le cas ordinaire ».

V. *Théorie infectieuse.* — L'idée de l'infection n'est pas nouvelle ; Sydenham, paraît-il, l'exprimait d'une façon non douteuse, en disant : l'irruption d'un principe morbifique sur les nerfs. Après Sydenham, plusieurs auteurs parlent vaguement de l'infection dans la chorée, et, parmi eux, certains traitèrent la question si légèrement, d'autres avancèrent des hypothèses si audacieuses et si peu confirmées, qu'ils ont plutôt compromis la cause. Mais c'est surtout dans ces derniers temps, avec le développement des théories microbiennes, avec l'extension de la bactériologie, que la théorie infectieuse s'est mieux précisée.

Dans cette nouvelle voie, c'est Chéron, qui, en 1888, dans l'*Union médicale*, a nettement posé, pour la première fois, la question de la nature infectieuse de la chorée, et, après avoir fait allusion au débat contradictoire entre les partisans de la névrose et ceux du rhumatisme, il conclut ainsi : « Il me semble qu'il n'y a plus guère qu'une opinion qui puisse rendre compte d'une façon complète des phénomènes choréiques : les microbes causent le rhumatisme et l'endocardite ; ce sont donc eux qu'il faut rendre responsables de la chorée dans les cas où il est possible d'établir la relation rhumatismale de la chorée. Or, cette filiation existe dans les trois-cinquièmes des cas (G. Sée) et cette opinion reste entièrement prouvée. Elle peut être regardée comme l'expression de la vérité au moins dans notre pays. ». Cette conception est séduisante, mais Chéron ne nous indique pas comment, par quel mécanisme les microbes agissent pour produire soit le rhumatisme, soit le trouble nerveux ; il ne nous dit pas non plus quels sont ces microbes.

Plus tard, d'Italie nous est venu un travail que Pianese, de Naples, a communiqué au Congrès de Rome en 1891, note reproduite dans la *Semaine médicale* du 28 octobre 1891 : « Dans une autopsie de chorée de Sydenham, j'ai réussi à isoler un microbe particulier, en forme de bâtonnet droit. Ce microbe se cultive aisément sur gélatine peptonisée. Ses inoculations aux animaux donnent des résultats positifs, à condition d'être pratiquées dans le cerveau, dans la moëlle, dans la muqueuse nasale ou dans la chambre antérieure de l'œil. Les animaux ainsi inoculés deviennent d'abord apathiques, puis, ils sont pris d'un tremblement léger, et finissent par succomber ; la mort est précédée de mouvements convulsifs. Des organes nerveux centraux de ces animaux, j'ai pu obtenir des cultures pures du même microbe qui avait servi pour les inoculations. La chorée paraît donc être de nature infectieuse microbienne. En partant de cette hypothèse, j'ai essayé de traiter plusieurs chorées de Sydenham par le salol, à la dose de 4 à 6 grammes par jour. Les résultats ont été favorables.

Mircoli, dans la *Revue des maladies de l'enfance*, 1892, dit avoir signalé déjà la présence de *staphylocoques* et de *streptocoques* dans le système nerveux, en particulier. Leredde, également, a observé un cas de chorée sans rhumatisme avec fièvre ; au cours du mouvement fébrile, une endocardite s'est constituée. Fièvre et lésion durable ont coïncidé avec la constatation de la présence du *staphylocoque* blanc dans le sang. Ce microbe ne put être retrouvé dans la défervescence.

Triboulet a publié également deux cas de chorée fébrile avec recherche microbiologique (Revue des maladies de l'enfance 1891). En plus il a fait des expériences sur des chiens; il a isolé dans le sang des chiens choréiques un coccus à gros grains isolés, et il a fait des inoculations des cultures de ce coccus qui ont été capables de reproduire la même maladie avec atrophie musculaire, mouvements choréiformes, etc.

Courmont, dans une note présentée à la Société de Bactériologie en 1892, nous montre les faits suivants sur la toxicité des produits du staphylocoque pyogène : « Je viens dit-il d'étudier avec M. Rodet les produits solubles du staphylocoque pyogène : nous avons dissocié, au moyen de l'alcool, ces produits, et nous avons étudié, séparément, l'action des produits précipités par l'alcool et celle des produits solubles dans l'alcool. Les premiers déterminent, sur le chien et le lapin, une dyspnée excessive, une élévation de la pression artérielle. et une *excitabilité exagérée du système nerveux* qui se traduit par des secousses musculaires, des *mouvements choréiformes*, et des contractures pouvant se généraliser, et revêtir complètement l'aspect du strichnisme. Ces accidents se terminent par la mort qui, chez le chien, a lieu, en général, au bout de deux heures. Les substances solubles, au contraire, inoculées aux mêmes animaux, donnent lieu a des phénomènes inverses : ralentissement de la respiration et du cœur, relâchement du système musculaire, somnolence pouvant aller jusqu'à la stupeur, anesthésie cornéenne, etc. Les animaux meurent comme à la suite d'une intoxication par un anesthésique. La dissociation par l'alcool permet donc de distinguer dans les cultures du staphylocoque pyogène deux espèces de substances toxiques, différentes, aussi bien au point de vue physiologique qu'au point de vue chimique. Les poisons microbiens sont donc multiples et doués de propriétés antagonistes, ce qui empêche leur action de se manifester nettement qnand on les injecte en bloc ».

Nous nous arrêtons ici sans vouloir multiplier les exemples qui ne seraient que des répétitions.

De toutes ces observations, quelle est la conclusion que nous pouvons tirer ? Les deux points suivants semblent déjà acquis à la science : 1° Il ne parait pas y avoir un microbe spécifique de la chorée ; 2° Par conséquent la chorée doit être considérée non comme une maladie spéciale ayant un microbe à elle, mais comme un syndrome clinique pouvant se développer sous l'influence d'agents infectieux divers antérieurs ou d'une intoxication de l'axe encéphalo-médullaire.

Voyons maintenant ce que cette théorie nous explique et ce qu'elle nous ne explique pas.

Ce qu'elle nous explique. — Les partisans de cette théorie y trouvent des explications suffisantes : mode étiologique (infections antérieures); symptomatologie (marche cyclique, fièvre, rechutes, etc.); aussi ne trouvent-ils aucun fait qui puisse la contredire.

Mais pour divers auteurs cependant, la théorie infectieuse n'explique pas les cas, rares il est vrai, où les manifestations choréiques ont été nettement primitives. « La théorie microbienne pure, telle qu'elle est exposée par Triboulet, explique assurément tous les cas de chorée grave, avec infection ; mais elle ne peut se généraliser à tous les faits sans contredire l'observation clinique. Il est évident que de nombreuses chorées sont indépendantes de toute infection microbienne, telles les chorées complètement apyrétiques, exemptes de complications, développées à la suite d'une impression morale vive, des troubles nutritifs de la croissance, de la formation, évoluant uniquement et simplement avec l'allure d'une maladie nerveuse, d'une névrose (Ch. Leroux Traité des maladies de l'enfance, Granchet, Comby, etc.)

Plus bas le même auteur en parlant des toxines finit ainsi :

« Quoi qu'il en soit, il semble bien difficile à l'heure actuelle, de dire comment agit l'agent toxique d'où qu'il vienne, tant qu'on n'aura pas étudié l'action des diverses toxines et des poisons chimiques. On sait déjà qu'il existe des toxines paralysantes et des toxines convulsivantes. Pour la chorée, la diversité des poisons qui paraît exister comme agents provocateurs ne permet pas encore de rien affirmer.»

Enfin, tout en attribuant une influence considérable à l'infection primitive du choréique, certains auteurs, parmi lesquels M. le Professeur Baumel, n'admettent pas l'interprétation des faits telle que la théorie infectieuse nous les donne. Selon leur opinion, la maladie infectieuse ajouterait ses effets anémiants et débilitants à la prédisposition névropathique et le sujet en puissance d'un système nerveux particulièrement excitable, irrigué défectueusement, verrait la chorée évoluer à l'occasion de diverses causes, l'évolution dentaire par exemple (Baumel), et amenant la perturbation qui réalise la maladie.

VI. *La théorie réflexe.* — Ramenée à ses termes principaux, la théorie réflexe sous-entend : une irritation nerveuse périphérique centripète — d'où une excitation centrale — aboutissant à une excitation centrifuge : le désordre moteur.

L'irritation périphérique peut être à points de départ multiples : évolution dentaire difficile (Baumel), vers intestinaux (Guérin), irritation pleurale et péricardique (Bright), etc. Le mécanisme est toujours le même ; le point de départ seul diffère.

Nous ne nous occuperons, dans ce chapitre, que de la dentition difficile. Dans les recherches cliniques que M. le professeur Baumel entreprit sur cette question, il fut vivement frappé de la coïncidence qui existe toujours entre l'apparition des phénomènes choréiques et la période d'évolution de chaque groupe dentaire. L'observation clinique lui a prouvé qu'il y a dans ces faits plus qu'une simple coïncidence, et qu'il faut y voir la véritable origine pathogénique de la chorée ; les quatorze observations que nous rapportons le prouvent surabondamment.

« Dans l'évolution dentaire, c'est surtout le développement des molaires postérieures et définitives qui y donnent lieu. Les grosses molaires postérieures ont donc quelque chose de particulier dans leur évolution et que l'on ne retrouve pas dans celle des autres dents. » (Baumel. Leçons cliniques).

Dans le chapitre de l'étiologie, nous avons vu que la chorée était une maladie de l'enfance et avait son maximum de fréquence entre 6 et 15 ans. Dans la séance du 10 février 1892, qui a eu lieu à la Société de médecine et de chirurgie pratique de Montpellier, M. le professeur Baumel a fait remarquer que c'est précisément dans ce laps de temps que s'effectue l'évolution des deux grosses molaires postérieures.

Ces grosses molaires apparaissent dans l'ordre suivant :

La première (appelée à tort dent de quatre ans), apparaît de six ans et demi à sept (Troïtzky, Baumel).

La seconde (appelée par les anciens dent de neuf ans), évolue de douze à quatorze ans (Baumel), exceptionnellement même à seize ans.

Il convient aussi de mentionner la troisième grosse molaire (dent de sagesse) qui apparaît de vingt à trente ans.

Disons un mot aussi du nerf trijumeau, celui qui inerve les dents. Le nerf trijumeau est un nerf mixte à son origine ; il est à la fois moteur et sensitif, tenant sous sa dépendance la contraction de tous les muscles masticateurs et la sensibilité de la face.

La racine motrice, encore appelée nerf masticateur, prend son origine réelle de deux noyaux : un noyau principal et un noyau accessoire. *Le noyau principal,* connu sous le nom de noyau masticateur, est profondément situé dans la partie latérale protubérantielle ; ce noyau est une petite colonne de substance grise, commençant en bas au niveau de l'extrémité supérieure de l'olive protubérantielle et dépassant légèrement en haut le noyau sensitif. *Le noyau accessoire* est constitué par une longue traînée de cellules nerveuses, qui commence en bas au niveau du noyau principal, et, de là, s'étend sans interruption jusqu'au côté interne du tubercule quadrijumeau antérieur.

La racine sensitive ou grosse racine du trijumeau est formée par des fibres qui naissent des cellules du ganglion de Gasser et vont se mettre en rapport avec les noyaux bulbo-protubérantiels très étendus en hauteur. Ces noyaux sont au nombre de trois : un noyau appelé *gélatineux* qui n'est que la continuation de la tête de la corne postérieure ; un noyau moyen appelé *sensitif* par certains auteurs, situé au-dessus et un peu en arrière du précédent ; enfin, un troisième noyau appelé *noyau du locus coeruleus* représenté par une traînée noirâtre ou bleuâtre qui s'étend le long du bord supérieur du plancher ventriculaire, immédiatement au-dessus de la fovea superior.

Parmi les branches du trijumeau, celles qui nous intéressent particulièrement sont : le nerf maxillaire supérieur et le nerf maxillaire inférieur, et plus spécialement les rameaux dentaires de ces derniers.

« Les rameaux dentaires postérieurs descendent dans l'épaisseur de l'os maxillaire supérieur jusqu'au voisinage des dents molaires. Là, ils se divisent et s'anastomosent, de façon à former une sorte de plexus, à mailles irrégulières, d'où s'échappent quatre ordres de filets terminus, savoir : a) Des filets dentaires, qui pénètrent dans les racines des grosses et des petites molaires ; b) Des filets alvéolaires, qui se rendent au périoste des alvéoles ; c) Des filets muqueux, qui viennent se ramifier dans la muqueuse du sinus maxillaire ; *d*) Des filets osseux, qui se perdent dans le maxillaire lui-même.

Le rameau dentaire antérieur se dirige obliquement en bas, vers les incisives, en suivant un conduit spécial creusé dans l'épaisseur du maxillaire supérieur. Dans son trajet, il fournit quelques filets récurrents qui vont s'anastomoser avec le plexus dentaire que nous venons de décrire et s'épuise ensuite en quatre ordres de filets : *a*) Des filets nasaux ; *b*) Des filets dentaires pour les racines des deux incisives et la canine correspondante ; *c*) Des filets alvéolaires, pour le périoste alvéolaire et la muqueuse gingivale ; *d*) Des filets osseux.

Le nerf dentaire inférieur, branche du nerf maxillaire inférieur, fournit des filets dentaires pour les racines des grosses et des petites molaires, des filets gingivaux pour la muqueuse des gencives, des filets osseux pour le périoste et l'os.

Le nerf incisif, branche terminale du nerf dentaire inférieur, continuant sa direction, pénètre dans le canal incisif et y fournit trois filets pour les racines de la canine et des deux incisives correspondantes. » (1).

Comment, d'après ces données anatomiques, pouvons-nous expliquer le rôle de l'évolution dentaire dans la production des mouvements choréiques?

« La physiologie des nerfs crâniens est une question bien controversée et peu connue; néanmoins, nous pouvons admettre parfaitement que l'excitation produite par l'évolution d'une dent en une branche quelconque du trijumeau se transmet par toutes les anastomoses de ce nerf, soit au centre convulsif bulbo-protubérantiel de Nothnagel, soit par sympathie à tous les filets moteurs des nerfs de l'économie, soit par acte réflexe.

(1) Brochet. Th. de Montpellier, 1892.

« Ce qui est certain, c'est que dans la chorée ce sont toujours les mouvements de la face qui sont le plus accentués ; or, l'excitation directe du trijumeau explique péremptoirement la production de ces mouvements, puisque le trijumeau possède un rameau (masticateur) spécialement affecté aux mouvements de certains muscles de la face. » (Thèse de Brochet).

Mais, pour agir efficacement, l'évolution dentaire doit rencontrer un organisme déjà affaibli, un terrain infériorisé. Comme nous l'avons vu dans l'étiologie, et ainsi que le démontrent toutes nos observations, c'est l'anémie qui prépare l'organisme et joue le rôle de cause prédisposante. On s'explique alors que sur un terrain ainsi infériorisé, l'excitation périphérique qui part du trijumeau agira avec force et fera le désordre moteur choréique.

L'explication possible étant conçue, nous allons maintenant soumettre cette théorie, comme nous l'avons fait pour les autres au contrôle des faits.

Plusieurs objections lui ont été faites.

Certains auteurs ont avancé le fait que l'évolution dentaire est un phénomène physiologique et, comme tel, ne doit produire aucun accident. M. le professeur Baumel, dans une leçon orale, a montré la fausseté de cette idée : Nous ne connaissons aucun phénomène aussi physiologique que l'accouchement, et pourtant nous savons bien que l'accouchement peut provoquer des accidents, quelquefois même mortels.

A cette preuve que M. Baumel donne, nous pouvons en ajouter d'autres : la menstruation, la ménopause sont aussi des phénomènes physiologiques, mais tout le monde sait qu'elles produisent également des accidents. Et la dent de sagesse? L'évolution de cette dent n'est-elle pas aussi un phénomène physiologique? Et pourtant la plupart de ceux qui l'ont, connaissent les souffrances et les accidents qu'elle

produit : — « Sur cent étudiants interrogés au hasard, à la
clinique de Magitot, David a pu s'assurer que soixante-
quinze avaient éprouvé des souffrances au moment de
l'éruption de la dent de sagesse. La nature et la gravité des
lésions étant mises à part, ces manifestations douloureuses
sont donc presque la règle. Parmi ces soixante-quinze jeunes gens, deux seulement avaient eu des complications du
côté du maxillaire supérieur. » (1).

Cette autre objection a été faite : Tous les enfants mettent
des dents, et cependant tous les enfants ne sont pas choréiques. A cela, on peut répondre que, si des enfants en
cours d'évolution dentaire ont présenté des mouvements
choréiques, c'est qu'ils y étaient déjà prédisposés par l'anémie, comme cela ressort d'ailleurs de nos observations.

Troisième objection : Pour admettre comme facteur déter-
minant de la chorée l'évolution dentaire, il faudrait voir
nettement la chorée apparaître avec le gonflement gingival,
premier signe du travail dentaire, et la voir disparaître
quand la dent est percée.

Nous répondrons avec M. Baumel (2) « que si la chorée
était liée à la sortie de la dent de la gencive, les observations
pourraient avoir facilement la netteté de concordance vou-
lue ; mais la chorée suit l'évolution des grosses molaires ;
or, il est difficile de préciser à quel moment exact commence et finit ce travail. Avant tout symptôme apparent se
fait l'évolution intra-maxillaire qu'on ne peut apprécier inté-
rieurement »

Joffroy veut que la chorée soit avant tout une maladie de
développement. Cela est vrai. « Je crois que la chorée est
avant tout, comme le disent MM. Bouchard et Joffroy, une
maladie d'*évolution* dans laquelle il faut, à mon avis, tenir

(1) Ricard et Bousquet. Traité de pathologie externe.
(2) Baumel. *Montpellier médical.*

le *plus grand compte de l'évolution dentaire.* » (Baumel. Leçons cliniques).

Voyons maintenant si la théorie réflexe nous explique tout ce qu'on voit au cours de la chorée.

Pour l'étiologie, est-il besoin de renforcer encore ce que les statistiques exposent avec tant d'évidence ?

Nous avons vu que la chorée est une maladie de l'enfance, et qu'elle est surtout fréquente de 6 à 15 ans avec maximum de fréquence à 6 et 13 ans, époques d'évolution des deux grosses molaires.

Dans toutes nos observations l'anémie a joué le rôle de cause prédisposante et l'évolution dentaire celui de cause déterminante.

Le début lent de la maladie ne s'explique-t-il pas par l'excitation du trijumeau qui augmente progressivement, ayant pour cause immédiate l'évolution de la dent, qui à la période d'état choréique comprime et excite le nerf ? La longue durée de la maladie ne s'explique-t-elle pas par la la longue période de temps qu'il faut à un groupe dentaire pour achever son évolution ? La période de déclin de la chorée ne s'explique-t-elle pas par la marche lente de l'évolution dentaire touchant à sa fin ? Les troubles sensitifs et mentaux, s'ils existent, ne s'expliquent-ils pas aussi par l'évolution dentaire ?

La bénignité de l'évolution dentaire ne peut-elle pas expliquer la bénignité de la chorée ? L'évolution dentaire n'explique-t-elle pas aussi les récidives ? « M. Baumel (1) a observé plusieurs cas qui lui paraissent très démonstratifs : la chorée apparaissant et cessant avec l'évolution dentaire, et cela à plusieurs reprises différentes chez un même malade. C'est d'ailleurs de cette façon qu'il est facile, d'après

(1) BAUMEL. Société de médecine et de chirurgie pratique, Montpellier médical, 1892.

lui, de se rendre compte des récidives dont la durée est de plusieurs mois (de 5 à 8) pour chacune et l'intervalle d'une année environ. »

Les douleurs articulaires, M. le professeur Baumel les considère comme des arthropathies reconnaissant une origine exclusivement nerveuse.

Quant à la fièvre, aux manifestations articulaires et cardiaques, nous les considérons comme des complications :« Assurément, mais il faudrait démontrer que ces manifestations appartiennent en propre à la chorée et qu'elles ne dépendent point d'un rhumatisme ou d'une infection surajoutés, ce qui est le cas ordinaire. » (Leroux. Traité de mal. des enfants, Granchets, etc.)

Nous croyons, avec M. le professeur Baumel, qu'il n'est aucun fait en contradiction avec la théorie réflexe de l'évolution dentaire.

Nous nous sommes efforcé d'y répondre de notre mieux, et nous pensons que les meilleurs arguments à opposer contre les objections possibles sont les observations que nous avons pu recueillir et que nous donnons plus loin.

SYMPTOMATOLOGIE

Dans la symptomatologie de la chorée de Sydenham nous avons à envisager trois périodes : 1) une période de début; 2) une période d'état et 3) une période de déclin.

1° *Période de début.* — Ce qui caractérise cette période c'est : l'instabilité du caractère, l'instabilité de l'intelligence et l'instabilité musculaire.

Le début de la chorée est rarement brusque, sauf cependant dans certains cas de chorée émotive : à la suite d'une frayeur, d'une émotion, d'un traumatisme, enfin toutes les fois qu'il y a eu un choc nerveux, on voit alors dans les quelques heures qui suivent ce choc ou dès le lendemain, apparaître de légers mouvements arythmiques de la face et des doigts qui rapidement se généralisent.

Dans l'immense majorité des cas, la maladie s'annonce par des prodromes qui, passant souvent inaperçus, ont pu laisser croire que les mouvements choréiques s'étaient produit d'emblée. C'est du côté des fonctions *intellectuelles* que ces accidents prodromiques se manifestent. L'enfant devient plus nerveux, plus impressionnable, irascible; il change de caractère; il pleure ou rie sans raison; il devient capricieux, inattentif et oublieux. En classe, il n'a pas l'assiduité et l'aptitude qu'il avait auparavant; il est distrait et travaille moins bien; sa mémoire lui fait quelquefois défaut et il est incapable d'apprendre ses leçons. A la maison, il est triste et morose, il ne joue plus avec ses petits frères et sœurs. Il oublie les commissions qu'il devait faire. On remarque chez cet enfant une maladresse dans les actes, il laisse tomber les objets qu'il prend, à table, il renverse son verre. En l'examinant attentivement, on voit déjà du côté de la face quelques légers mouvements des commissures, quelques mouvements involontaires des doigts qui siègent le plus souvent d'un seul côté du corps.

D'ordinaire aussi le malade se plaint de malaise, de céphalalgie.

Les fonctions digestives perdent de leur régularité accoutumée.

On remarque également un affaiblissement de l'organisme et quelquefois une profonde anémie. Souvent l'enfant accuse des douleurs le long des membres que l'entourage attribue toujours à des poussées de croissance. Il nous faut signaler également les douleurs provoquées au niveau de l'émergeance des nerfs rachidiens, ce que Triboulet désigne sous le nom de *névrodynie*, et que nous étudierons plus en détails dans la période d'état.

Les désordres moteurs peu à peu s'accentuent, se généralisent, et, le malade s'achemine vers la deuxième période. Les mains, les bras se tordent en divers sens, les membres inférieurs sont en proie à des mouvements anormaux; la démarche devient incertaine, tout le corps est agité par des mouvements arythmiques généralisés, la face devient grimaçante, pendant la nuit apparaissent de l'insomnie, des rêves et des cauchemars : nous sommes arrivés à la période d'état de la maladie.

2ᵉ *Période d'état.* — Dans cette période, le malade nous présente à la fois des troubles moteurs, sensitifs et psychiques que nous essayerons de décrire successivement.

a) *Troubles moteurs.* — Arrivé à la période d'état, le système musculaire du choréique est agité par des mouvements involontaires, arythmiques, gesticulatoires, arrondis, illogiques. Ces mouvements occupent exclusivement les muscles de la vie de relation et ne s'étendent presque jamais aux muscles de la vie organique. Les mouvements choréiques débutent tantôt par la face qui devient grimaçante, tantôt par un bras, tantôt par une main ; en même temps, on observe des secousses involontaires dans la face, les épaules, le cou, secousses que le sujet cherche à dissimuler dans des mouvements volontaires variés » (1). Ces mouvements sont incessants, quelquefois plus intenses par accès ; ils sont plus rapides que ceux de l'athétose et moins brusques et moins saccadés que ceux des tics. Les deux moitiés du corps ne sont point prises en même temps ; presque toujours les mouvements prédominent d'un seul côté, et c'est surtout du côté gauche.

Examinons successivement les mouvements qui se passent du côté de la face, du côté des membres supérieurs et du côté des membres inférieurs.

Les muscles de la face affectent les mimiques les plus bizarres ; les sourcils se rapprochent ou s'écartent, les paupières clignotent, le front se plisse et se déplisse, les globes oculaires sont quelquefois, mais rarement, agités et entraînés en divers sens ; les pupilles sont parfois dilatées ou ressérées (2). Les ailes du nez se dilatent et se resserrent. La bouche s'ouvre et se ferme alternativement suivant que les muscles qui commandent cet orifice sont relâchés ou contractés et par ce fait impriment à la physionomie des « expressions contradictoires de la joie, du chagrin et de la colère » (3). Les muscles de la langue n'étant pas plus res-

(1) Grasset st Rauzier. Traité des maladies nerveuses.

(2) Cadet de Gassicourt a observé chez un enfant une dilatation et un resserrement de la pupille, tout à fait indépendants de l'action de la lumière. L'enfant lisait difficilement, nous dit-il, et s'arrêtait tout-à-coup en disant : « Je ne vois plus », puis reprenait sa lecture.

(3) J. Simon. Art. Chorée. Nouv. Dict. de méd. et chirurgie, 1867.

pectés que les autres, on voit la langue s'agiter dans la bouche ; elle se porte sous les arcades dentaires, vient buter contre la voûte palatine, est projetée brusquement au dehors, puis rentre dans la bouche aussi rapidement ; quelquefois on entend même à distance un claquement de la langue. La mâchoire inférieure est animée de mouvements de latéralité. La parole est embarassée, saccadée. La parole est d'autant plus gênée que quelquefois les muscles du larynx eux-mêmes sont pris, et alors les mots sont articulés lentement, par monosyllabes, ils sont scandés ; le son de la voix étant changé, les choréiques font entendre une sorte d'aboiement et de bégaiement ; les petits malades profitent d'un moment de calme pour lancer rapidement leur phrase. Enfin, suivant quelques auteurs, le pharynx, le voile du palais et d'autres muscles de la vie organique peuvent être affectés ; on observe alors la gêne de la déglutition.

Lorsqu'on commande à l'enfant d'ouvrir la bouche et de tirer la langue, la face devient plus grimaçante, la bouche se déforme, s'ouvre et se ferme involontairement : la langue sort, rentre, se prend entre les dents.

Les membres supérieurs se meuvent également dans différents sens ; les mouvements choréiques débutent ordinairement par les doigts, d'un côté d'abord, puis des deux. Les doigts se plient, s'allongent, s'écartent et se rapprochent. Le pouce est toujours plus agité que les autres doigts ; il se fléchit, s'allonge, se tourne en divers sens. Les mains se tordent, s'infléchissent et s'étendent. De la main, les mouvements se propagent à l'avant-bras et au bras. Les bras sont continuellement agités par des mouvements involontaires se succédant sans régularité. Ils passent avec une excessive rapidité de la fléxion à l'extension, de la pronation à la supination. Les bras se rapprochent ou s'écartent du tronc. Les épaules se soulèvent ou s'abaissent, se portent en avant ou en arrière. A la suite de ces mouvements.

l'enfant devient maladroit. « Pour amener sa main dans une direction déterminée, le choréique n'y parvient qu'après beaucoup d'efforts. S'il veut, par exemple, la mettre sur sa tête, il porte, après bien des détours, son bras en haut, se frappant le visage, le front, et une fois là, il ne peut garder longtemps la position qu'il a prise » (1). Si on lui présente un objet et qu'on l'invite à le prendre, il lance brusquement et par saccades sa main en avant, puis la retire en arrière, n'arrivant pas jusqu'au but, ou le dépassant, ne l'atteignant en définitive qu'après de nombreuses tentatives : une fois l'objet saisi, il le projette loin de lui et il le lâche tout à coup. Si on lui commande de porter un verre d'eau à sa bouche, il n'y parviendra qu'à grand peine, et après « mille gestes et mille contorsions » (Sydenham), qui n'ont aucun rapport avec le but à atteindre, le hasard lui fait rencontrer ses lèvres, il avale la boisson d'un seul trait, ou bien il serre le verre entre ses dents et ne le lâche qu'une fois qu'il l'a vidé. Dans ces circonstances. l'alimentation devient difficile et le malade ne peut pas manger seul. Si vous lui dites de vous serrer la main, il la prend, la serre par saccades, la lâche et la reprend.

Du côté des membres inférieurs on observe des mouvements analogues, mais ordinairement moins intenses que ceux des membres supérieurs. Ce qui nous frappe à première vue, c'est la singularité, l'instabilité, l'irrégularité des mouvements agités. Aux pieds, on voit les orteils s'étendre ou se fléchir : le pied se tord et nous présente toutes les variétés du pied-bot : varus, valgus, équin, talus ou les combinaisons : varus équin, talus valgus. Les jambes sont agitées de mouvements constants, elles se croisent, s'écartent et s'approchent. La station debout est difficile : les jambes plient sous le poids de son corps, mais se redressent aussi-

(1) Trousseau. Clinique de l'Hôtel-Dieu.

tôt. La marche est incertaine ; l'enfant court plutôt qu'il ne marche. Le petit malade projette une jambe en avant, la lance de droite et de gauche et sitôt que le pied touche le sol, l'autre l'abandonne. C'est un sautillement continuel, une sorte de danse mal cadencée. Cette danse est d'autant plus grotesque et plus pénible à voir qu'à part les mouvements irréguliers des membres inférieurs, les membres supérieurs, le tronc et la tête sont aussi animés de mouvements bizarres et de contorsions et tous ces mouvements font ressembler les malheureux choréiques « à ces pantins que l'on fait mouvoir à l'aide d'une ficelle » (1). Quelquefois une jambe se dérobe, et l'enfant tombe ; la chute est d'autant plus facile que les mouvements désordonnés du tronc et des membres supérieurs lui font perdre facilement l'équilibre. Dans les cas intenses, la marche est impossible. Assis, les mouvements diminuent pour un moment, puis deviennent plus accentués ; le malade essaye d'arrêter ses mouvements involontaires, mais ne peut les supprimer ; le buste se tord en tous les sens sur le bassin et le malade ne pouvant pas rester en place bondit brusquement.

Les muscles du cou sont pris aussi de mouvements. La tête se renverse en arrière, s'incline de côté et d'autre et peut subir um mouvement de rotation.

Le tronc est agité de mouvements et se tord. — Le bassin s'incline à droite et à gauche, se projette en avant (spasme cynique de Cadet de Gassicourt). L'enfant se tord et se roule sur lui-même comme un serpent.

Au lit, les mouvements sont plus accentués ; quelquefois ils sont tellement violents que le malade peut être projeté hors du lit ; que la peau des membres, du dos, du siège s'écorche et que des contusions et des plaies peuvent se faire sur les parties saillantes du corps.

(1) Rufz. Recherches sur l'histoire de la chorée chez les enfants. (Archives générales de médecine, 1834).

Dans des cas extrêmement rares, les muscles de la vie organique peuvent être affectés ; on voit alors le relâchement des sphincters, du rectum et de la vessie amenant l'incontinence des matières fécales et de l'urine.

Un caractère important des mouvements choréiques, quelque désordonnés, quelque violents, quelque persistants qu'ils soient, c'est de se suspendre presque toujours pendant le sommeil, durant lequel le malade est dans une tranquilité aussi parfaite que s'il était bien portant. Toutefois, dans les cas graves, le sommeil est parfois agité, de courte durée et interrompu par des rêves pénibles ; dans des cas excessivement graves, il y a de l'insomnie, des accidents cérébraux, du délire, des phénomènes comateux et le malheureux malade n'a plus un instant de repos ; il tombe dans un état d'épuisement qui le conduit souvent au tombeau.

La volonté agit très rarement, d'après certains auteurs, sur les mouvements désordonnés. L'émotion morale augmente l'intensité de l'agitation.

Un autre caractère propre à la chorée, c'est la *paralysie*, accident qui ne manque à peu près jamais et qui occupe les membres les plus affectés de mouvements choréiques. Ces paralysies seront étudiées plus loin avec la chorée molle.

La force musculaire diminue pendant la maladie surtout du côté où prédominent les mouvements arythmiques, et reparaît aussitôt après la guérison. L'atrophie musculaire ne s'observe pas dans la forme ordinaire ; quand elle existe, elle paraît consécutive aux arthropathies concomittantes.

L'excitabilité des muscles est normale. Les réflexes tendineux sont généralement conservés. Joffroy les a trouvés souvent diminués ou abolis.

b) *Troubles de la sensibilité.* — La chorée est accompagnée parfois des troubles de la sensibilité. On a signalé l'anesthésie généralisée ou partielle, l'hémianesthésie,

l'analgésie, l'hyperesthésie, l'hyperalgésie. Moynier (1),
dans sa thèse. signale des faits d'anesthésie complète (on
sait quelles contusions se donnent sans se plaindre les
sujets fortement choréiques). Triboulet (2) dit avoir presque toujours rencontré une diminution de la sensibilité se
traduisant par l'indifférence fréquente au chatouillement
plantaire, par une réaction minime, souvent avec retard, au
pincement et à la piqûre, Chez un enfant, ajoute-t-il, nous
avons pu ouvrir un foyer d'ostéoperiostite alvéolo-dentaire
sans que l'enfant parût y prêter attention ; chez un autre, la
conjonctive avait perdu toute sensibilité, et l'on pouvait la
toucher sans produire autre chose, à la longue, qu'un clignement normal. Certains auteurs ont trouvé des altérations de la sensibilité spéciale (diminution de la vue, de
l'ouïe — uni-latérale dans les cas d'hémichorée, — rétrécissement du champ visuel, sans que, d'ailleurs, on vit rien à
l'ophtalmoscope, etc.). Beaucoup de cliniciens n'ayant pas
observé de troubles sensitifs dans la chorée de Sydenham,
ont tendance à croire qu'il y a ici association (névro-névro-
sique), de la névrose chorée à la névrose hystérie, et ils
attribuent les troubles sensitifs à l'hystérie et réservent
seulement les troubles moteurs à la chorée de Sydenham.

Nous avons encore à parler au point de vue des troubles
sensitifs, de certaines douleurs spontanées, mal définies
qui s'irradient le long des membres, et frappent les articulations. Les douleurs articulaires qu'on observe au cours
de la chorée sont considérées par beaucoup d'auteurs
comme des phénomènes de croissance ou comme une complication du rhumatisme. M. le professeur Baumel n'a observé le rhumatisme que dans des cas fort restreints et
voici son opinion pour ses douleurs : « Je les considère

(1) Moynier. Th. de Paris, 1853.

(2) Triboulet. Th. de Paris, 1893.

bien plutôt comme des arthropathies survenant au cours de
la chorée et reconnaissant une origine exclusivement nerveuse, ainsi que celles d'ailleurs que l'on voit survenir chez
les ataxiques et dans beaucoup d'autres maladies du systè-
nerveux ». (1)

Il y a d'autres troubles sensitifs que nous avons déjà signalés dans la période prodromique et qui deviennent plus
intenses dans la période d'état. Nous voulons parler de ce
que Triboulet appelle névrodynie. Ces troubles ont été
mentionnés pour la première fois dans la thèse de Dufos-
se, (2) étudiés par G. Sée, par Triboulet père et dernièrement très bien décrits dans la thèse de Triboulet fils. Voici
en quoi ils consistent : si on exerce une pression sur les
racines nerveuses, on détermine une douleur manifeste ou
plutôt une sensation pénible et une exagération des mouvements choréiques ; ces points douloureux siègent ordinairement à l'émergence du plexus brachial, des nerfs inter-
costaux (9e espace surtout) et des nerfs lombo-sacrés ; la
douleur est d'autant plus intense que les mouvements
choréiques sont plus forts ; elle suit les mouvements dans
leur distribution anatomique ; dans l'hémichorée on la
trouve du côté affecté ; dans la chorée de la face, ce sont les
trois points de la névralgie faciale qui répondent à la pression ; la pression sur ces points douloureux augmente momentanément l'intensité des mouvements choréiques. Il
existe quelquefois des points douloureux viscéraux, particulièrement aux angles du côlon et aux ovaires, le gauche
surtout.

On a vu le zona coïncider avec la chorée.

c) *Troubles psychiques.* — A de rares exceptions près, toutes les maladies éprouvent a un degré plus ou moins pro-

(1) Baumel. — Leçons cliniques sur les maladies des enfants. 1893
(2) Dufossé, Th. de Paris, 1836.

noncë un certain affaiblissement des facultés intellectuelles. Ces troubles de l'état mental des choréiques ont été signalés depuis longtemps. Sans remonter très loin, Bouillaud (1830), Blache (1834), G. Sée (1850), Moynier (1855), les ont en partie décrits et ont particulièrement noté les modifications du caractére et des habitudes des malades. Depuis lors, de nombreux auteurs ont étudié la question sous ses diverses formes. Plus récemment Joffroy (1) et son interne Bréton (2) ont publié des travaux fort importants. Mais le plus intéressant est la Mémoire de Marcé (3) qu'il a présenté en 1859 à l'Académie de Médecine. Nous reproduisons l'extrait de mémoire rédigé et présenté par l'auteur à l'Académie de Médecine.

« § I. — Les troubles des facultés morales et intellectuelles sont très communs chez les choréiques. Sur un nombre donné de malades, les deux tiers au moins en présentent des traces plus ou moins profondes ; quant à l'immunité dont jouit l'autre tiers, elle ne peut s'expliquer ni par l'âge ou le sexe des sujets, ni par l'acuité ou |la chronicité de la maladie, ni par l'étendue ou l'intensité des mouvements convulsifs.

« § II. — Quatre éléments morbides, quelquefois isolés, le plus souvent associés les uns aux autres, doivent être étudiés dans l'état mental des choréiques :

1° Des troubles de la sensibilité morale consistant en un changement notable de caractère, lequel devient bizarre et irritable, en une tendance inaccoutumée à la gaîté et surtout à la tristesse.

2° Des troubles de l'intelligence caractérisés par la dimi-

---

(1) Joffroy, — De la folie choréique. Semaine médicale 1893.

(2) Bréton. — Th. de Paris.

(3) Marcé. — Bulletin de l'Académie impériale de Médecine, Séance du 19 Avril 1859.

nution de la mémoire, une grande mobilité dans les idées et l'impossibilité de fixer l'attention.

3° Des hallucinations, phénomène qui jusqu'ici n'avait jamais été signalé dans la chorée. Ces hallucinations surviennent le soir, dans l'état intermédiaire à la veille et au sommeil, plus rarement le matin au réveil, quelquefois pendant le rêve. Souvent limitées au sens de la vue, elles s'étendent dans des cas plus rares à la sensibilité générale et même au sens de l'ouïe ; on peut les rencontrer dans la chorée pure dégagée de toute complication ; mais leur existence est infiniment plus fréquente toutes les fois que la chorée est associée à des symptômes hystériques. Sl, dans la grande majorité des cas, ces hallucinations constituent un symptôme sans gravité, elles peuvent, dans certains faits exceptionnels, amener de l'excitation, du délire.

4° Enfin la chorée peut, dès son début ou pendant son cours, se compliquer de délire maniaque. Il en résulte alors un état fort grave qui, dans plus de la moitié des cas, amène la mort au milieu de formidables accidents ataxiques, et même, dans les cas heureux, laisse souvent après lui divers troubles intellectuels de durée variable. Les inhalations de chloroforme, les bains prolongés et d'une manière générale, les antispasmodiques, sont les moyens thérapeutiques qui jusqu'ici ont rendu les plus grands services dans le traitement de ce délire, que tout porte à faire considérer, au moins dans la grande majorité des cas, comme un délire purement nerveux. ».

Cette communication intéressante donna lieu à une mémorable discussion entre le rapporteur Blache, l'illustre Trousseau, Piorry, Bouvier, etc. On fut d'accord sur les deux premiers points du mémoire de Marcé, c'est-à-dire que dans la majorité des cas on observe dans la chorée légitime, dans la chorée vulgaire, dégagée de toute complication, les troubles de la sensibilité morale et les troubles de l'intelligence à un degré plus ou moins prononcé.

Quant aux deux derniers points du mémoire de Marcé, on était moins d'accord. Les observations sur lesquelles s'appuie Marcé pour le 3me point de son mémoire sont au nombre de neuf et toutes ont été prises chez des femmes dont la plus jeune a quatorze ans et demi, et la plus âgée vingt-trois ans. Le rapporteur comme les autres orateurs pensaient que ces hallucinations ont été provoquées par les troubles de la menstruation (sexe), l'âge adulte des malades et surtout par l'hystérie qui était fort probablement associée à la chorée, on aurait été en présence non d'une chorée hystérique, mais d'une hystérie choréique. Du reste Marcé lui-même a fait ses restrictions quand il dit que l'association de la chorée à l'hystérie prédispose d'une manière toute spéciale aux hallucinations.

Quant au délire maniaque, c'est une complication très rare et peu étudiée. Voici ce qu'en dit Blache dans cette même discussion : « Ainsi, messieurs, le délire maniaque se manifeste très rarement dans les chorées simples exemptes de complications. — Quelquefois il est le phénomène essentiel de la maladie, la chorée ne survenant que plus tard comme phénomène secondaire; d'autres fois, il se développe sous l'influence d'un rhumatisme articulaire aigü (et on connaît les accidents cérébraux qui viennent parfois compliquer le rhumatisme), d'une méningite ou d'une congestion cérébrale. Mais quelle soit sa cause immédiate, il entraîne presque toujours la mort des malades ».

Pour les cas que nous avons observés, et ceux des observations que nous rapportons dans notre travail, les troubles de la sensibilité morale, et les désordres intellectuels proprement dits existent. Quant aux hallucinations et au délire maniaque, soit associés, soit isolés nous ne les avons jamais observés. Nous croyons que les troubles psychiques graves sont exceptionnels dans la chorée de l'enfance; on les observe plus souvent chez les adultes, où la chorée est compliquée d'hystérie, ou elle complique une hystérie; ou bien elle s'est développée chez un sujet si fortement prédisposé au trouble mental par son idiosyncrasie, que toute autre maladie nerveuse produirait sur lui des effets analogues. Et si dans une proportion très considérable de chorée, les fonctions du mouvement et quelquefois de la sensibilité sont seules lésées, si les fonctions psychiques sont respectées, n'est-on pas en droit d'en conclure, comme nous le disions précédemment, que les désordres intellectuels et moraux, l'état mental, en un mot, qu'on observe alors, se rattachent moins à la chorée elle-même qu'à l'hystérie qui la complique ou à l'idiosyncrasie du sujet qui domine la maladie et en altère la physionomie.

L'étude des phénomènes intellectuels et moraux qui se manifestent à titre de complication ou comme élément essentiel, dans la chorée de Sydenham, est pleine d'intérêt, mais aussi semée d'écueils qu'il est difficile d'éviter, si l'on ne tient pas compte d'une infinité de circonstances dont trop souvent l'appréciation rigoureuse nous échappe.

Autres symptômes. — En dehors des symptômes sur lesquels nous avons insisté, il existe quelquefois des troubles du côté des divers appareils.

Les troubles digestifs sont fréquents et apparaissent souvent dès le début ; les malades se plaignent de nausées, de vomissements, de douleurs épigastriques ; Trousseau insiste beaucoup sur la constipation, phénomène qui a été signalé depuis longtemps par Sydenham. Du côté de l'appareil respiratoire, on a noté, dans des cas fort restreints. de véritables accès de dyspnée rappelant ceux de l'angine de poitrine ou de l'asthme. Il faut mentionner également les troubles de la menstruation tels que : dysmenorrhée et amennorrhée. Du côté de l'état général, les diverses modifications observées relèvent ordinairement de l'anémie que nous considérons avec M. le professeur Baumel comme cause prédisposante de la maladie.

On a observé au cours de la chorée de la fièvre. Pour nous, la chorée est une maladie apyrétique dans les cas ordinaires; la fièvre est rare. Quelques auteurs, Triboulet fils particulièrement, ont insisté sur l'importance de la fièvre (infection); mais en examinant les faits [publiés, on peut dire que la fièvre s'observe dans les chorées intenses, les chorées graves (état de mal) ou dépend d'une complication pyrétique surajoutée (troubles gastriques, rhumatisme, infections diverses).

Il nous faut signaler, en terminant, l'histoire symptomatique de la chorée, les recherches récentes faites sur l'élimination par l'urine des substances comburées dans l'économie. Les résultats obtenus jusqu'ici par divers auteurs sont un peu contradictoires. Les uns ont trouvé une augmentation constante de la quantité d'urée éliminée (B. Jones), une diminution de la chaux (Vighelm). D'autres ont signalé une élimination exagérée d'acide phosphorique et d'urée pendant l'apogée de la maladie et puis une diminution pendant la convalescence (H. Jones); d'autres une élimination abondante d'urates.

M. Babeau, ancien chef de clinique dans le service des maladies des enfants, a étudié (1) les urines de 10 choréiques âgés de sept à douze ans. Chez 6 de ses malades, dont l'agitation choréique était excessive, l'analyse a constamment relevé une augmentation de la quantité d'acide phosphorique totale éliminée par les urines (1 gr. 20 à 4 gr. 95 par litre au lieu de 0 gr. 50 à 0 gr. 75 par litre, normalement contenus dans l'urine d'enfants du même âge), et une augmentation de l'urée (relevée jusqu'à 39 gr. par litre au lieu de 10 gr. à 12 gr., chiffre normal pour un enfant du même

(1) Babeau. *Bulletin médical*, le 9 juin 1897.

âge). Chez les autres 4 malades, dont l'agitation choréique était légère, la quantité d'acide phosphorique émise ne différait pas très sensiblement de la quantité normale, tandis que la quantité d'urée émise était cependant supérieure à la quantité moyenne normale.

Chez une autre malade atteinte de chorée grave, fille de névropathes, il a obtenu les résultats suivants : Le chiffre de l'acide phosphorique total et de l'urée s'est maintenu très élevé pendant toute la durée des phénomènes aigus, puis il s'est progressivement abaissé, pour tomber à la normale au moment de la guérison. L'acide phosphorique uni aux alcalins est augmenté. (L'hyperphosphaturie des choréiques serait donc l'expression de leur surmenage musculaire ; aussi quand l'agitation est localisée, réduite à un groupe de muscles, il n'y a pas d'augmentation appréciable dans la quantité des phosphates éliminés.) L'acide phosphorique uni aux sels terreux est augmenté. (Cette augmentation peut être considérée comme l'expression de la suractivité nerveuse des choréiques.) Le rapport normal entre les phosphates alcalins et terreux est conservé. La chaux et la magnésie bien qu'augmentées ont conservé leurs rapports normaux. L'urée est augmentée proportionnellement à l'augmentation phosphoripue, et il y a entre le chiffre de l'urée et celui d'acide phosphorique total, le rapport constant admis par Ivon et signalé par Tauret et Bretet. M. Babeau, en terminant son travail, conclut que la chorée est caractérisée au point de vue chimique par la suractivité de la nutrition générale, marquée surtout par une exagération de la désassimilation. Elle se rapproche donc des manies, de l'hystérie et de l'épilepsie.

Marche, durée, terminaison. — La *marche* de la chorée est lentement progressive et comprend : une période de début, une période d'état, pendant laquelle les symptômes sont dans leur complet développement ; une période de déclin, dans laquelle la chorée finit en général par où elle a commencé. La chorée, en effet, dans ses formes ordinaires, évolue spontanément vers la guérison. Peu à peu les mouvements désordonnés deviennent de moins en moins intenses ; les membres inférieurs, puis les membres supérieurs reprennent peu à peu leur motilité normale, les mouvements de la face disparaissent les derniers. Les troubles des facultés intellectuelles et morales sont ceux qui persistent le plus longtemps. Cependant, longtemps encore après la guérison, on peut observer quelques grimaces du coté de la face (tics) et quelques légers mouvements anormaux des doigts, qui disparaîtront avec le temps. Mais l'évolution de la maladie peut ne pas être aussi régulière que nous la décrivons maintenant, souvent on observe des aggravations de la chorée succédant à des périodes de calme relatif.

La *durée* de la chorée est très variable. Certains auteurs ont vu la chorée durer vingt-quatre heures ou quelques jours. D'autres admettent comme durée moyenne deux mois ; d'autres deux mois et demi à trois mois ; d'autres, enfin, six mois, etc. M. le professeur Baumel est plus réservé dans ce cas et, pour lui, il n'y a rien de fixe sur la durée, cela dépend de la période plus ou moins avancée de l'évolution dentaire du malade ; si cette évolution se fait rapidement, la durée de la maladie est courte ; si l'évolution se fait lentement, la durée est longue.

La *terminaison* habituelle, nous l'avons dit, est la guérison ; en effet, après avoir suivi la marche ordinaire et avoir présenté plusieurs alternatives d'exagération et d'affaiblissement, la chorée guérit d'une façon définitive. La terminaison fatale est l'exception ; dans ce cas, la mort peut être causée par une complication cardiaque (1) (endocardite et embolie cérébrale mortelle), par un rhumatisme cérébral,

(1) Guillemet. Mort dans la chorée de Sydenham. Th. de Paris, 1892.

par la fièvre qui est due à des morsures de la langue, à des
plaies que se font les malades sur tout le corps, à diverses
infections, par un épuisement nerveux suivi de syncope,
etc...

Mais il est un point que nous tenons à signaler, c'est que
la guérison peut très bien n'être que momentanée. « Au
bout d'un temps plus ou moins long, au bout de quelques
semaines, les accidents reparaissent, il y a une *rechute*.
Dans d'autres circonstances, plusieurs mois, une, deux,
trois années se passent avant que l'individu affecté une première fois de danse de Saint-Guy en ait une récidive. »
(Trousseau).

Nous tenons encore à signaler, dans ce cas, l'opinion de
M. le professeur Baumel. Pour lui, les *rechutes* et les *récidives* ne sont autre chose que de nouvelles poussées d'évolution dentaire d'un groupe de dents, qui dans le cas de
rechutes, viennent compliquer la chorée, qui momentané-
nément nous paraissait être à sa fin, tandis que les récidives
sont des poussées d'évolution dentaire d'un nouveau groupe
de dents survenues chez un sujet qui était déjà guéri depuis
longtemps de sa première maladie.

Quelquefois, à la chorée aiguë, peut succéder une chorée
chronique. Ces faits sont rares chez l'enfant, et pour cela,
nous n'insisterons pas davantage. Cependant, il ne faut pas
confondre cette chorée chronique avec la chorée chronique
de Huntington, exceptionnelle dans l'enfance, et dont il
sera question au chapitre du diagnostic.

Complications. — La chorée de Sydenham a ses complications. Certains malades ont une telle agitation, qu'ils sont
forcés de garder le lit, et dans leurs mouvements incessants, ils usent littéralement leur peau ; il en résulte des
écorchures, des ulcérations, des plaies, des phlegmons et
des suppurations abondantes. D'autres ont des insomnies
terribles, des cauchemars, des hallucinations accompagnées

de délire et des accès de manie aiguë qui peuvent entraîner la mort en quelques jours (1).

Les complications les plus importantes, et qui sont extrêmement graves, sont celles qui frappent le cœur (la myocardite, la péricardite et surtout l'endocardite qui est la plus fréquente) et celles qui atteignent le cerveau (délire maniaque ou rhumatisme cérébral).

On voit quelquefois une maladie fébrile intercurrente (pneumonie, fièvres éruptives) compliquer la chorée.

Formes. — La chorée de Sydenham présente des formes multiples : *1*) suivant que les mouvements anormaux sont généralisés sur tout le corps ou sont localisés à une partie du corps : *2*) suivant l'intensité de la maladie ; *3*) suivant que la maladie s'accompagne au nom des paralysies.

1° La chorée est le plus souvent généralisée, c'est particulièrement la forme décrite précédemment. Les chorées généralisées ont cependant toujours quelque chose de la forme unilatérale, en ce sens que la prédominance des mouvements convulsifs est ordinairement plus prononcée d'un côté que de l'autre, et plus particulièrement à gauche. On voit aussi cette prédominance se manifester alternativement, l'agitation cesser dans le côté qui d'abord était le plus malade, et devenir plus violente dans l'autre.

Quelquefois les convulsions sont bornées à une portion du visage, à un bras, à un membre en particulier, mais cette forme appelée *partielle* est rare, et un grand nombre des cas qui avaient été donnés comme exemples avaient trait non à la chorée de Sydenham, mais à des *tics*, espèces de chorée qu'il faut bien se garder de confondre avec celle-ci.

D'autres fois les mouvements choréiques restent confinés pendant toute la durée de la maladie dans une moitié du

(1) Bréton. Etat mental dans la chorée. Th. de Paris, 1893.

corps, et alors on désigne l'affection sous le nom d'*hémi-chorée* ; le plus souvent la chorée unilatérale affecte le côté gauche. L'hémichorée primitive peut se transformer, plus tard, en chorée généralisée.

2° L'intensité de la maladie peut être *légère, intense, grave*.

Dans la chorée *légère*, l'affection ne dépasse jamais les proportions d'une affection bénigne : quelques mouvements peu intenses des jambes, des bras et des doigts avec quelques legères grimaces, sont tout ce qu'il y a d'apparent. Dans la forme *intense*, la symptomatologie présente dans son ensemble la physionomie du cas qui nous a servi de type de la description. Dans la forme *grave*, enfin, la position du malade est digne de pitié. Les bras, les jambes, le tronc, la tête, le visage, sont alors agités de violentes convulsions, et dans cette agitation les malades peuvent heurter contre divers objets et se faire de violentes contusions, des plaies contuses avec toutes leurs complications. L'insomnie apparaît ; la fièvre s'allume, le délire peut apparaître. Les malades alors obligés de rester au lit, ne s'appartiennent plus à eux-mêmes, la volonté est complètement maîtrisée et annihilée par les mouvements convulsifs. La respiration et la déglutation peuvent être compromises et entraîner des troubles très graves. Les enfants, souvent après des crises convulsives, tombent dans le coma et succombent à un véritable *état de mal choréique*. Mais ces faits sont très rares.

3° La violence des mouvements épuise nécessairement la puissance musculaire, mais il y a aussi des cas de chorée dans lesquels les troubles *parétiques* ou *paralytiques* sont dominants, les mouvements choréiques sont rélégués au second plan, et même, sans un examen attentif, pourraient passer inaperçus. On a donné à cette forme de chorée, le nom de *chorée molle*. La parésie, parfois limitée à un bras, à une jambe, peut se généraliser. Les membres pendent flasques et inertes ; la marche et quelquefois les mouvements des membres supérieurs sont impossibles, et cependant les mouvements involontaires persistent sous la forme de secousses de faible amplitude. On ne constate ni atrophie musculaire ni perte de la sensibilité. Tantôt la chorée molle guérit directement, tantôt elle aboutit à la chorée vulgaire.

DIAGNOSTIC ET PRONOSTIC

Diagnostic.— La chorée de Sydenham,par l'âge des sujets qu'elle atteint, par sa marche continue, sa tendance naturelle à la guérison, et surtout par ses mouvements convulsifs, involontaires, arythmiques, gesticulatoires, arrondis, illogiques qui lui donnent une physionomie si spéciale ne peut guère être confondue avec aucune autre maladie. Quelques affections néanmoins peuvent prêter à confusion, particulièrement la chorée hystérique et diverses autres chorées (fausses chorées, chorées symptomatiques).

La chorte hystérique.— Elle se présente sous deux types : 1ᵉ la chorée rythmique ; 2° la chorée arythmique.

La chorée rythmique hystérique est admise par tous les auteurs. C'est une maladie qui se présente sous forme d'attaques survenant à la suite d'émotions violentes,attaques séparées par des intervalles plus ou moins longs. Pendant ces intervalles le malade revient à son état normal. Les attaques sont caractérisées par l'absence d'une perte complète de connaissance et surtout par des mouvements réguliers, systématiques, rythmés, cadencés, mouvements de danse, de natation, etc.

Les mouvements reproduisent toujours plus ou moins exactement des gestes professionnels. Telle malade a des mouvements d'épaule, des mouvements de flexion et d'extension du tronc. « On dirait l'image d'une salutation profonde et répétée, rendue ridicule par sa répétition même et par son exagération » (1).

Le début est habituellement brusque et s'accompagne fréquemment de cris. Guinon a remarqué que le malade a parfaitement conscience du mouvement qu'il va exécuter. Il faut signaler la coexistence constante de l'hystérie et de la chorée rythmique.

Il est facile maintenant de faire ressortir les différences qui existent entre la chorée de Sydenham et la chorée rythmique. Dans la première le début est insidieux et long, tandis que la seconde a un début brusque.

Ici, les mouvements anormaux ne se montrent que par accès et à l'occasion d'émotions; là, les mouvements sont plus ou moins intenses, mais ne s'arrêtent jamais que pendant le sommeil. Ici, les mouvements reproduisent un acte professionnel ou un geste rappelant ceux de la vie ordinaire; là, au contraire, les mouvements sont absolument illogiques, irréguliers, arrondis sans aucun ordre dans leur succession. Ici, la période de déclin est progressive; là, elle est brusque, comme le début. Enfin, dans la chorée hystérique, il est possible d'enrayer la crise ou de la prévenir, par la compression de certaines zones frénatrices.

La chorée rythmique hystérique a été signalée pour la première fois par Debove. Elle semble être, en apparence du moins absolument identique à la chorée de Sydenham ; Charcot estime qu'il s'agit d'une association, chez le même sujet, de chorée et d'hystérie. Cette forme est du reste, rare dans l'enfance et s'observe plus particulièrement dans l'adolescence ou l'âge adulte. Le diagnostic est parfois malaisé entre la chorée arythmique hystérique et la chorée de Sydenham. Dans la première, le début est brusque,

(1) CHARCOT. Chorée rythmique. Progrés médical, 1878.

surprenant, sans cause apparente, tandis que la seconde a une période prodromique insidieuse et longue.

Celle-ci évolue dans sa marche régulière; celle-là procède par à coups, par successions de crises. Là, on trouve des stigmates nets d'hystérie : rétrécissement du champ visuel, troubles des organes des sens, anesthésies ou hyperesthésies, sensation de boules, de constriction, zones hystérogènes ou points frénateurs etc., ici, si ces stigmates existent, ne sont pas si nets. Là, la période de déclin est brusque, inattendue; ici, elle est progressive. Là, la durée n'a pas de limite, elle est bizarre, fantastique, comme toutes les manifestations de la grande névrose; ici, au contraire, la durée est généralement assez connue. Enfin il nous faut ajouter aussi que dans la chorée arythmique hystérique on n'observe jamais des complications cardiaques ou cérébrales qu'on observe dans la chorée de Sydenham.

Chorée chronique ou chorée d'Huntington. — C'est une chorée d'emblée chronique, héréditaire, survenant chez des adultes ou des vieillards, et accompagnée d'un affaiblissement progressif des facultés intellectuelles. Elle est exceptionnelle dans l'enfance. Elle diffère de la chorée de Sydenham : par le début qui est brusque, mais, par contre, la généralisation met des années pour se réaliser ; par une durée illimitée (10, 20, 30 ans) ; par la terminaison qui est toujours fatale ; par l'absence des complications cardiaques ; par l'absence également du rhumatisme dans les antécédents des malades, le rhumatisme chronique lui-même, cependant si fréquent chez les vieillards fait défaut. Les mouvements ont une rapidité moindre (Charest). La volonté a une action manifeste sur ces mouvements qu'elle peut suspendre momentanément.

La chorée électrique (Dubini) diffère de la chorée de Sydenham par les points suivants : Dans la maladie de Dubini le malade éprouve des secousses très brusques et rithmi-

ques (Bianchi), secousses semblables à celles produites par
la décharge d'une bouteille électrique. Ces secousses apparaissent d'abord dans un doigt et s'étendent, dans l'espace
de quelques jours à la moitié du corps correspondant. On
note des paralysies des membres et de la déviation de la
bouche. L'intelligence est conservée, jusqu' à ce que, par la
répétition de plus en plus grande des convulsions, le coma
survienne. La mort est la terminaison habituelle dans 90%
des cas. La chorée électrique serait une affection organique
due à une congestion de la moelle.

La *chorée de Bergeron* a pour élément caractéristique du
spasme musculaire rythmé, brusque, qui, d'après Guertin,
se guérirait immédiatement par l'administration de tartre
stibié. L'intelligence n'est point atteinte, la sensibilité
demeure intacte.

Le *paranyclonus multiplex* nous offre les caractères suivants : les mouvements anormaux sont brusques, ordinairement arythmiques, souvent symétriques dans des muscles
très éloignés les uns des autres. Ils se produisent tantôt
dans un seul muscle, tantôt dans plusieurs muscles à la
fois ou alternativement, mais respectant toujours la face.

Il ne nous semble pas nécessaire d'insister sur le diagnostic différentiel de l'*athétose* et de la chorée. L'athétose
se caractérise par des mouvements incessants des doigts et
des orteils ; ils viennent d'ordinaire compliquer l'hémiplé-
gie après quelques semaines ou quelques mois, et leur
apparition coïncide avec le retour des mouvements volontaires. Les mouvements athétosiques sont lents et limités
aux extrémités des membres, alors que les mouvements
choréiques sont brusques, arythmiques, et étendus à de
grands segments de membre, à la face ; ils se produisent
isolément dans chaque doigt, et l'un d'eux peut se porter
dans l'extension, quand les autres sont dans l'abduction ou
la flexion forcée ; les mouvements s'arrêtent d'ordinaire au

poignet. Dans la moitié des cas, ils coïncident avec l'hémi-anesthésie et avec une paralysie vaso-motrice ; ils peuvent également s'accompagner de contractures et de déformations consécutives des membres offrant parfois de l'analogie avec celles du rhumatisme noueux.

La *maladie des tics* est la manifestation d'une dégénérescence mentale ou physique et d'une hérédité nerveuse. Les mouvements ordinairement limités à la face et aux muscles des épaules sont plus coordonnés, moins illogiques que ceux de la chorée et remarquables par leur instantanéité ; ils reproduisent toujours des actes volontaires de la vie ordinaire. Ces mouvements sont susceptibles d'être momentanément arrêtés sous l'influence de la volonté ; ils coïncident souvent avec l'émission d'un son (hem ! hem !) ou la répétition d'un mot ordurier, toujours le même pour chaque malade. La maladie des tics s'accompagne en outre de troubles mentaux bien spéciaux : idées fixes, phobies, folie du doute, arythmomanie, onomatomanie. Les tics persistent sans guérir.

Les *tremblements*, ceux de l'hystérie, de la sclérose en plaques, de la paralysie agitante, de la paralysie générale, de la maladie de Basedow, de la neurasthénie, et ceux produits par des intoxications : alcoolisme, saturnisme, hydrargyrisme, ne ressemblent guère aux mouvements arythmiques de la chorée ; ils sont réguliers, rythmés, à rapidité variable, s'accompagnant d'autres symptômes caractéristiques de chaque maladie.

Pronostic. — Quant au pronostic de cette maladie, il est en général bénin ; la guérison totale est la règle dans l'immense majorité des cas de chorée infantile, et, comme le montrent nos observations, les mouvements cessent avec l'évolution dentaire. La chorée n'est donc pas grave en général, si l'on ne considère que la chorée, et ce n'est que dans les cas relativement peu fréquents, où surviennent des complications (rhumatisme, tuberculose, infections graves, traumatismes, etc.), que la maladie prend un caractère de gravité excessive. Enfin l'apparition des troubles psychiques intenses au cours de la chorée, indique toujours une dégénérescence héréditaire ou une tare acquise.

TRAITEMENT

En dehors des cas graves et compliqués, la chorée de Sydenham guérit naturellement; il n'y a donc point lieu d'employer une médication violente ou dangereuse. Des nombreuses médications préconisées, aucune n'est spécifique ; beaucoup doivent être abandonnées. Sans doute on a essayé, proposé, vanté outre mesure des moyens spéciaux plutôt que spécifiques pour remédier à la chorée : Sydenham soupçonnant dans la chorée quelque élément pathogène véhiculé par le sang tirait comme conclusion qu'il fallait saigner et purger pour extraire le principe morbide ; les affusions froides ont été recommandées par Dupuytren ; les pulvérisations d'éther le long de la colonne vertébrale, les bains par surprise ont été vantés par d'autres médecins ; la compression des membres dans la vue de rendre les contractions impossibles a été proposée par Piorry ; le zinc, la valériane, ont été proposées en souvenir de Méglin ; la strychnine, la tartre stibié, ont rationnellement et non empiriquement, été employés, l'un pour substituer des contractions permanentes aux convulsions momentanées, l'autre pour troubler tout à coup l'organisme ; on a usé et abusé de l'opium, des antispomodiques de toute sorte ; l'électricité, la metallothérapie, l'hypnotisme ont été utilisés ; les exercices gymnastiques, le rythme musical ont été proposés, et tous ces moyens ont eu leur temps de mode et de vogue ; mais la plupart d'entre eux ont été bientôt oubliés.

Quel sera maintenant le traitement qui, d'après nous, doit découler de nos considérations étiologiques. En présence d'une chorée, plusieurs indications s'imposent : « activer l'évolution dentaire, (phosphate de chaux) ; surveiller l'état des gencives (sirop de mures, miel rosat, chlorate de potasse, ablation des chicots et des dents cariées) ; combattre l'anémie de croissance ou de convalescence par les toniques et les reconstituants (fer, quinquina) ; employer des calmants, des sédatifs du système nerveux (bromure, etc.) ; enfin s'il existe des parasites intestinaux, les expulser (santonine, taenifuges, etc.) ». (1).

On doit insister enfin sur l'alimentation des choréiques rendue très difficile par la mauvaise dentition et par l'incoordination des mouvements. Pour celà, il faut donner toujours aux malades de cette catégorie des aliments substantiels demi liquides et qui prescrits n'ont pas besoin d'êtres mastiqués. Voici l'alimentation fournie dans le service de M. le professeur Baumel : lait, chocolat cuit, potage, purée, œufs, viande blanche etc.

(1) Baumel. Leçons cliniques. 1892.

OBSERVATIONS

OBSERVATION I

(Baumel *Union médicale*, juillet 1891)

Le premier cas est relatif à un garçon de treize ans, habitant Paris, qui présente depuis près de deux ans des mouvements choréiques.

Il eut la rougeole, en mars 1889.

La chorée, chez lui, semblerait avoir été consécutive à celle-ci.

En juillet de la même année, l'enfant présente des mouvements qui commencent et se localisent à la tête. On consulte un spécialiste. Celui-ci ne voit (tous les mouvements de la face et du cou étant peu marqués) qu'une tendance à la polysarcie et il conseille une saison à Brides-les-Bains.

Au mois d'août, exacerbation des mouvements.

Nous sommes toujours, on le voit, dans l'année de la rougeole.

En été, le malade fut soumis au bromure.

En octobre, il fut envoyé à Sales.

Il rentre en novembre à Paris, où la famille consulte des sommités médicales.

En décembre 1889 et janvier 1890, on le traite par l'électricité qui amène l'arrêt presque complet des mouvements.

En juillet, des grimaces faibles se reproduisent et durent tout l'été de 1890.

Août et septembre. — Régime, hygiène, hydrothérapie et massage.

C'est alors que je le vis pour la première fois.

Il n'a subi, malgré mes conseils, aucun traitement pendant l'hiver de 1890.

Au 1er mars 1891, les mouvements de la face et des yeux persistent.

Vers la fin de novembre 1889, l'enfant prétend avoir rendu des vers tout petits en allant à la garde-robe.

La mère a eu la patience de regarder, pendant près de six mois, les selles du malade pour voir si elle pouvait y découvrir quelque chose de semblable.

En septembre 1890, lors de mon premier examen, l'état de la dentition était le suivant :

Les deux secondes grosses molaires inférieures (dents dites de neuf ans) étaient complètement sorties ; les supérieures, incomplètement.

Le malade était aussi constipé.

Cet enfant était donc en pleine évolution dentaire, et l'on peut se demander si le calme produit après l'électricité n'avait pas coïncidé avec la sortie complète des deux dernières molaires inférieures, si la rechute enfin n'avait pas pour cause la sortie des dents supérieures correspondantes,

En résumé : rougeole, chorée. Mon attention était attirée de ce côté-là. Je me demandai toutefois si l'évolution dentaire et les vers n'étaient pour rien dans la pathogénie de la chorée chez ce malade.

Dans les selles, je trouvai, à l'examen microspique, des œufs de trichocéphale.

A côté de ces œufs, j'en trouvai d'autres, beaucoup plus nombreux, cinq ou six dans chaque préparation, de dimensions énormes et qui avaient tout l'aspect des œufs de botriocéphale.

Ceux-ci, à plusieurs examens successifs faits à plusieurs mois d'intervalle, présentaient toujours les mêmes caractères : coque mince, légèrement brunâtre, grosses granulations à l'intérieur et quelques granulations jaunâtres autour de la coque, rendant le contour un peu irrégulier à l'extérieur.

On ne distinguait pas nettement, dans ces œufs, l'opercule que, sur les conseils de Laboulbène, nous avons cherché à mettre en évidence avec des solutions de potasse caustique.

Nous trouvons dans ce cas de chorée, à côté de l'évolution dentaire, l'existence de parasites intestinaux.

J'ai conseillé d'abord la santonine (10 centigrammes par jour) pendant trois jours, suivis, le troisième, d'un purgatif, puis le tannate de pelletiérine Tanret.

M. Baumel est convaincu qu'une fois les parasites chassés, l'évolution dentaire ayant cessé, ces accidents choréiques disparaîtront. C'est précisément ce qui a lieu actuellement.

OBSERVATION II

(Baumel *Union médicale*, juillet 1891)

Le second cas est celui d'une jeune fille de onze ans et demi qui eut une première atteinte de chorée au mois d'avril 1890.

Elle avait eu déjà auparavant cette maladie.

L'état de la dentition, à ma première visite (1er février 1891), était le suivant : douze dents à la mâchoire supérieure, moins la canine gauche.

Celle-ci sortait le 26 mars 1891, à la place de celle qui l'avait précédée, et qui, ébranlée, avait été arrachée un mois auparavant.

En bas, au lieu de douze dents, quatorze, dont les deux dernières sortent incomplètement, c'est-à-dire que, de chaque côté de la ligne médiane, à la mâchoire inférieure, il y a deux incisives, une canine, deux petites molaires et deux grosses molaires; par conséquent la dent de quatre ans et celle de neuf ans, tandis qu'en haut la dent dite de neuf ans est encore enfermée dans le maxillaire.

Cette jeune fille a présenté une autre atteinte de chorée, comme je vous le disais il y a un instant, à l'âge de six ou sept ans.

Je ferai remarquer que la sortie des dents chez cette enfant a été très tardive, puisque la première incisive n'apparut qu'à deux ans ; par conséquent, la dent dite de quatre ans pouvait encore évoluer à six ou sept, comme cela s'observe d'ailleurs même chez les enfants à première dentition précoce.

Elle avait eu la rougeole à l'âge de cinq ans, et elle avait été à la même époque effrayée par deux chiens qui s'étaient rués sur elle.

Si la première atteinte de chorée chez cette malade pouvait, à la rigueur, être attribuée à la rougeole ou à la frayeur, la deuxième ne me paraît pas justiciable d'une pareille origine ou d'une semblable interprétation.

Cette fois la chorée a affecté la forme molle.

Des mouvements existaient d'abord dans tout le côté gauche et dans le bras droit.

Au mois de décembre 1890, elle se plaignit d'une douleur intense à la main gauche, et puis tout à coup il s'opéra un transfert subit de la chorée molle à droite.

Alors se produisirent des mouvements dans le bras et la jambe de ce coté, tandis que, jusque là, le bras seul en avait été le siège.

Mademoiselle X... a un pied-bot congénital droit.

Elle avait, il y a quatre mois, présenté de l'urticaire, comme elle en avait eu, d'ailleurs, à l'âge de quatre ans.

Depuis le mois de février, je la soigne. Elle a été soumise au bromure, au quinquina et au fer.

Le 26 mars, elle est entièrement et définitivement guérie.

OBSERVATION III
(Baumel, *Union médicale*, juillet 1891)

Le 16 mars 1891, on nous a amené à la consultation une jeune fille de 10 ans qui nous a frappé, dès qu'elle s'est présentée à nous, par l'excentricité de ses gestes et de ses grimaces.

La mère interrogée, nous apprend qu'il y a un mois (le 10 janvier), ayant fait arracher à sa fille une dent (la deuxième petite molaire supérieure gauche), cette enfant a présenté, dès le lendemain de ce jour, des phénomènes choréiques.

Cette dent était cariée et faisait souffrir l'enfant depuis quelque temps.

Elle a été pourtant bien arrachée et sans la moindre difficulté.

Jusqu'alors cette jeune fille n'avait présenté aucun phénomène nerveux.

Le lendemain de l'extirpation de la dent, la mère remarque que son enfant avait l'air un peu hébété et qu'elle se remuait à tout instant et sans motif.

Peu à peu les mouvements s'accrurent, et au bout de quelques jours, la jeune fille présentait des mouvements aussi marqués que ceux que nous observons aujourd'hui.

Elle rejette sa tête à gauche (côté de la dent arrachée) assez souvent et brusquement.

Son bras gauche est également projeté en arrière.

Lorsqu'elle marche, elle se tord et tourne toujours la tête comme pour regarder ce qui se passe derrière elle.

Depuis le commencement de la maladie, elle ne dort pas et pousse des cris perçants toute la nuit.

En outre, elle se plaint de douleurs dans les doigts, ainsi que dans le poignet et la cheville gauche.

Les mouvements sont généraux. La tête, le tronc et les membres remuent constamment.

La malade présente à noter une tourniole à l'index droit.

Il y a quinze jours, on lui a mis un vésicatoire sur l'épaule gauche.

Elle parle très difficilement, et, par moments, elle ne peut pas parler du tout.

Je lui prescrivis du fer réduit par l'hydrogène et du sirop de quinquina pour combattre l'anémie très prononcée dont elle était atteinte ; enfin le sirop suivant :

Bromure de potassium . . . . 5 grammes.
Sirop d'écorce d'oranges amères. . . . 100   —

à prendre une cuillerée à bouche matin et soir.

20 mars. — La malade revient. Légère amélioration.

23. — Amélioration sensible. La malade dort. Elle remue moins et la parole est moins difficile. Elle ne projette que très raremennt en arrière.

27. — La mère nous apprend que sa fille a eu la rougeole il y a un an, en mars 1890.

L'état de la dentition est le suivant : la canine inférieure gauche est tombée le 23 mars, et, le 27, la canine inférieure droite de remplacement sort, repoussant, en arrière, la canine ancienne.

Ce même jour, la canine inférieure droite de remplacement sort aussi.

La première petite molaire inférieure gauche est cariée et la deuxième petite molaire supérieure du même côté sort à peine de quelques millimètres.

Les douleurs articulaires ont disparu. La langue est toujours un peu embarrassée. Ses mouvements sont pourtant plus faciles.

OBSERVATION IV (personnelle)
(Recueillie dans le service de M. le professeur Baumel.)

M. G... âgée de 14 ans, entre à l'hôpital le 14 juin 1898 dans le service des enfants.

Antécédents héréditaires. — Le père est en traitement dans un service de chirurgie de l'hôpital suburbain pour traumatisme consécutif à un accident de voiture. La mère serait d'un psychisme inférieur, Elle a 2 sœurs et un frère en bonne santé. Pas d'hérédité arthritique ni bacillaire ; pas de syphilis.

Antécédents personnels. — Elle a eu la rougeole à 4 ans. puis 2 bronchites très légères. Pas de rhumatisme. C'est une enfant très émotive, sujette à de fréquentes frayeurs. Malgré son âge elle ne pouvait séjourner toute seule dans l'obscurité.

Les premières menstrues apparurent il y a quatre mois. Elles furent peu abondantes et assez douloureuses. Elle les attendait pour la qatrième fois, il y a un mois et demi, elles ne se produisirent pas, et à ce moment l'on vit des désordres et des troubles apparaitre dans les actes de l'enfant. Elle se livrait à des mouvements involontaires tout à fait illogiques, les mouvements volontaires qu'elle exécutait étaient gauches, elle ne pouvait mettre la table sans casser des assiettes, et cette instabilité qu'elle avait dans les mouvements, elle devait l'avoir aussi dans son cerveau, car elle ne pouvait fixer l'attention et ne faisait rien en classe tellement elle était inattentive.

16 Juin. — La malade se présente à la visite. On constate chez elle une agitation très marquée. Elle est continuellement en proie à des mouvements involontaires, arythmiques et illogiques des membres, surtout des membres supérieurs, de la tête dans son ensemble, et de la face qui est grimaçante. Les membres supérieurs exécutent constamment des mouvements de flexion, d'extension, de rotation. Chaque segment exécute en outre des mouvements qui lui sont propres et que nous pourrions appeler des tremblements segmentaires. L'avant-bras et la main ont des mouvements de supination, de pronation; les doigts ont des mouvements de reptation rappelant à s'y méprendre les mouvements athétosiques. Cependant le bras droit est le plus souvent pendant, il est plus faible que le gauche; sa main droite qui est dans un état de parésie ne peut serrer fortement.

Les membres inférieurs exécutent aussi les mouvements les plus variés. La station debout immobile est impossible. La tête se fléchit, se tend, tourne à droit, à gauche et cela avec rapidité et brusquerie. La face a une mimique grimaçante, les sourcils s'élèvent et s'abaissent ; le front également. Il y a un clignement des yeux fréquent, les pupilles normalement dilatées, réagissent très bien sous l'action de la lumière.

Dans sa marche, notre malade, ne peut suivre la ligne droite. Elle trébuche et titube comme un homme ivre. Elle projette son corps en avant puis le redresse comme pour une salutation, elle agite sa tête, projette sa main gauche en l'air comme si elle allait gesticuler ou décrocher un objet placé au-dessus et en avant d'elle. Si à un moment donné on lui dit de faire demi-tour, elle est aussi embarassée qu'un ataxique et n'évite la chute qu'en combinant les mouvements les plus bizarres et les plus variés, Assise, la malade fait une foule de contorsions, essaye d'arrêter ses mouvements involontaires, mais ne peut pas les supprimer, elle ne peut même pas rester en place et se lève. Tous ces mouvements, la malade les présente avec une intensité plus forte à gauche. La différence en est assez nette.

On note des tremblements fibrillaires dans la langue. La parole est gênée ; on ne constate ni mutisme, ni aphonie, mais une prononciation défectueuse des mots ; quelquefois la parole est subitement entrecoupée comme si le son expirait dans le larynx. Déglutition parfois difficile, et les boissons s'arrêtent dans l'isthme du gosier et réfluent vers la bouche Parfois la malade avale de travers.

Si on lui commande d'ouvrir la bouche, elle l'ouvre et la ferme alternativement, mais ne peut la maintenir ouverte. La conversation l'intimide et augmente ses mouvements involontaires. Bon sommeil durant lequel ces mouvements sont suspendus.

Il n'y a presque pas de troubles intellectuels. La malade répond avec à-propos aux questions qu'on lui pose. La sensibilité cutanée est normale. Réflexes tendineux, musculaires, cutanés aussi. L'état des muqueuses et des téguments dénote l'existence d'une anémie profonde dont l'origine est propablement dûe à une mauvaise alimentation. La malade est morose, triste. Rien à signaler du côté des appareils circulatoire et pulmonaire.

Etat de la dentition. — Les quatre grosses molaires (dents de

14 ans) sont en évolution. La première petite molaire inférieure gauche est cariée.

Traitement. — On lui donne le traitement habituel de la chorée : fer réduit par l'hydrogène ; sirop de quinquina ; eau de lactophosphate de chaux ; potion bromurée à 5 °/₀, une cuillerée à bouche matin et soir ; friction à l'eau de vie camphrée sur le bras et la jambe droits. Alimentation demi-liquide : viande blanche, œufs, chocolat, lait un litre.

Le 18 juin. L'agitation est encore marquée. La 2ᵐᵉ grosse molaire inférieure droite évolue.

Le 25 juin. — Ce matin à la visite on trouve la malade très agitée. Elle était allé passer hier 24 heures à la campagne, où elle a été alimentée d'une façon défectueuse et c'est à la suite de cette alimentation que la malade a été excitée plus que jamais.

Elle a avoué avoir mangé : des saucissons, des cerises dont quelques-unes avec les noyaux et encore d'autres aliments qui sont d'une digestion très difficile. La main droite est toujours faible et en état de parésie. Elle la tient immobile et ne peut pas la bouger ; du reste, elle ne se sert presque pas de cette main.

Si avec la main gauche elle prend la main droite, elle peut alors imprimer des mouvements en tous sens à cette dernière.

La malade ne peut pas rester debout immobile. La parole est encore gênée. On la soumet à l'alimentation semi-liquide absolue.

Le 2 juillet. — La malade est encore agitée. Ne pouvant pas rester debout immobile, elle fait des gestes avec les bras, remue les jambes, se tire les doigts, tournant la tête dans tous les sens, grimaçant. La main droite est encore faible ; la malade ne peut serrer avec elle, ni la diriger où elle veut.

Le 5 juillet. — On note un léger degré d'amélioration. Debout, la malade a encore des mouvements. La main droite va mieux ; elle peut la déplacer et la diriger en tous sens, mais elle n'a pas encore de la force à serrer. Les menstrues ne sont pas venues ce mois-ci non plus.

Le 9 juillet. — L'amélioration continue. La malade s'agite de moins en moins. Elle parle assez facilement.

Le 16 juillet. — L'amélioration continue encore. Les grosses molaires ont percé la gencive partout. Aujourd'hui on lui donne une permission de quelques jours pour aller voir les siens, en lui recommandant de suivre le traitement et le régime alimentaire auxquels elle était soumise à l'hôpital.

Le 27 juillet. La malade n'est pas encore revenue, bien que la permission qu'on lui avait accordée se soit déjà écoulée depuis quelques jours.

OBSERVATION V (personnelle)

(recueillie dans le service de M. le professeur Baumel.)

R... L.., âgée de 12 ans entre le 9 janvier 1898 dans le service de M. le professeur Baumel.

Antécédents héréditaires. — Rien de particulier.

Antécédent personnels. — Elle eut, en 1894, une chorée particulièrement intense s'accompagnant de spasmes de la glotte et de véritables aboiements. En novembre 1895, elle a eu une nouvelle manifestation de chorée, cette fois plus légère. Depuis le mois de novembre 1897, ses parents ont remarqué un changement dans son caractère. Il lui arrive de pleurer, de rire sans cause ; elle est très maladroite, très gauche dans ce qu'elle fait, oublie facilement les commissions dont on la charge. En même temps que ces troubles psychiques, apparait une légère agitation. Pas de maladies infectieuses, pas de rhumatisme. Elle n'est pas encore réglée.

Le 2 janvier nous voyons la jeune malade à la visite du matin, et M. le professeur Baumel constate qu'elle présente des mouvements anormaux ayant tous les caractères des mouvements choréiques. Tour à tour nous voyons la malade se courber en avant comme pour esquisser une salutation, s'incliner à droite, à gauche ; et parfois relever brusquement la tête et la porter en arrière. Puis pirouettant sur ses talons nous la voyons aussi exécuter des volte-faces rapides et involontaires. Si l'on fait asseoir la malade, on voit tous ses mouvements s'amender ; dans cette position assise la malade se fatigue vite, on la voit exécuter quelques mouvements localisés aux bras, aux jambes et par moment à la face qui devient grimaçante. Des fois ne pouvant rester en place, la malade quitte son siège brusquement. Sa démarche est trébuchante, irrégulière, hésitante, elle n'a jamais été suivie de chute.

On constate un peu de parésie du bras droit et de la jambe droite. La malade serre moins fort avec la main droite qu'avec la main gauche. Les mouvements volontaires sont gênés. La malade peut saisir les objets, mais en tâtonnant ; il lui arrive de ne pas trouver sa bouche en mangeant. Pour boire elle prend son verre à deux mains. Sous l'influence de la volonté la malade arrête ses tremblements, mais pour un instant, en effet, ceux-ci ne tardent pas à reprendre plus rapides et plus accentués. La parole est parfois gênée. En parlant la malade s'intimide et ne fait qu'augmenter et accélérer les mouvements. Elle présente parfois de la gêne dans la déglutition et dit alors avaler de travers. La sensibité générale est conservée. Les réflexes cutanés musculaires, tendieux sont normeaux. Sommeil tranquille. Pas de cardiopathie. Rien non plus du côté de l'appareil respiratoire. C'est une lymphatique qui est dans un état d'anémie profonde.

État de la dentition. — Les deuxièmes grosses molaires sont en évolution, M. Baumel établit ausitôt le traitement habituel de la chorée : fer réduit par l'hydrogène ; sirop de quinquina, eau de lactophosphate de chaux, potion bromurée à 5 %. Alimentation semi-liquide. Friction à l'eau de vie camphrée sur le bras et la jambe droite.

8 Février. — L'enfant a toujours des secousses, moins fortes cependant. Elle peut serrer plus qu'autrefois avec son bras droit.

Voyant qu'elle grandit beaucoup nous la mesurons, elle a atteint 1 mètre 48.

5 Avril. — État général satisfaisant. On note une légère surexcitabilité dans les mouvements plutôt que de la véritable chorée.

15 Mai. — État général de plus en plus satifaisant. L'enfant mesure 1. m. 50. On lui permet d'aller passer un mois dans sa famille, à condition qu'elle continue le traitement et le mode d'alimentation auxquels elle était soumise à l'hôpital.

5 Juin. — L'enfant est rentrée 10 jours plus tôt à l'hôpital, chez elle les mouvements choréiques l'avaient reprise, et nous constatons à la visite que ces mouvements sont devenus très intenses. De plus par la palpitation, on peut provoquer de la douleur dans la fosse iliaque droite de la malade. On la soumet une seconde fois au traitement et à l'alimentation semi-liquide absolue.

27 Juin. — Amélioration. Mouvements s'amendent. Les dents (de 12 ans) sont encore en évolution.

5 Juillet. — Malade est toujours tranquille. Les grosses molaires n'ont pas encore évolué complètement. La grosse molaire droite de la mâchoire inférieure est encore enchâssée dans la gencive.

19 Juillet. — L'état d'amélioration reste stationnaire. Aussi M. Baumel propose-t-il d'envoyer la jeune malade à Balaruc-les-Bains, où tout en prenant des bains dans l'étang de Thau, elle pourra profiter de la bonté du climat. M. le professeur Baumel espère ainsi obtenir une sédation et une amélioration de l'état général. A Balaruc, la malade sera soumise au même traitement (alimentation semi-liquide).

11 août. — La Malade est de retour de Balaruc. Les bains et le climat semblent avoir eu une action favorable sur l'état général de la malade. Elle est moins agitée qu'à son départ. Les mouvements ont presque complètement disparu, la main droite est toujours un peu faible. A l'examen de l'appareil dentaire, on

trouve que les dents de 12 ans sont sorties partout de la gencive, mais n'ont pas terminé leur évolution et ne sont pas encore au même niveau que les autres.

24 août. — Nous mesurons notre malade. Elle a 1 m. 53. En février elle avait 1 m. 48. La croissance a donc été rapide : 5 c. en 6 mois.

27 août. — On permet à la malade dont l'état est de plus en plus satisfaisant d'aller passer deux semaines chez elle, en lui recommandant de suivre scrupuleusement le traitement et le régime prescrits.

Septembre. — La malade ne revenant pas à l'expiration de son congé, nous passons à son domicile, nous prenons des renseignements auprès de la mère, et celle-ci nous apprend qu'une semaine après la rentrée de la petite dans sa famille, tous les mouvements ont disparu. L'examen de la bouche nous montre l'évolution complète de toutes les dents de douze ans.

OBSERVATION VI

(Thèse de Brochet)

Auguste F..., jeune garçon de treize ans, entré le 16 novembre 1891.

D'après les renseignements qui nous sont fournis, cet enfant a eu, à une époque dont on n'a pu nous préciser la date exacte, une frayeur causée par un homme déguisé.

Quelques jours après, il a présenté des mouvements incordonnés.

Les mouvements ont commencé au bras droit et à la jambe droite, puis ils se sont étendus au bras gauche et à la jambe gauche.

On examine l'état de la dentition chez cet enfant, et on constate que les quatrièmes molaires, et notamment la quatrième molaire supérieure gauche, sont en retard sur les autres.

D'autre part, l'état des téguments et des muqueuses dénote

l'existence d'une anémie profonde dont l'origine est antérieure à la frayeur émotive éprouvée par l'enfant et qui serait même constitutionnelle, renseignements pris sur l'état des parents.

Dès l'entrée du jeune malade à l'hôpital M. le professeur agrégé Baumel institue le traitement habituel. Par jour :

Décoction de quinquina (dans du lait).................. 40 gr.
Fer réduit par l'hydrogène (pincée à chaque repas)..... 0,05

Bromure de potassium..................................... 2
Eau... 60
(moitié le matin, moitié le soir)

Le traitement produit d'abord peu d'effet, résultat que nous expliquons par l'état des dents de l'enfant qui sont en pleine évolution et l'anémie profonde qu'il présente.

Cet état de chose se maintient pendant une assez longue période; ce n'est que vers le 2 février que l'on constate une amélioration très marquée. L'anémie est moins accentuée. Les dents ont presque achevé leur évolution et enfin le malade sort guéri le 20 mars.

L'évolution dentaire est complètement achevée.

L'état général est excellent.

OBSERVATION VII
(Thèse de Brochet)

Jules B.., âgé de neuf ans et demi, entre le 5 décembre 1891 à la clinique des enfants.

Antécédents personnels. — Fils de parents anémiques, frère de rachitiques, atteint lui-même de rachitisme costo sternal et et d'une anémie profonde due à une alimentation défectueuse.

Antécédents collatéraux. — Deux frères rachitiques et anémiques et une sœur profondément anémique.

Etiologie. — Pendant son séjour à l'hôpital, a une bronchite qui a duré du 16 décembre 1891 au 20 janvier 1892. Le petit malade venait d'Alger, où il avait des accès de fièvre intermittente.

A son entrée, il présentait des mouvements arythmiques, accentués surtout dans les muscles de la face et moins prononcés dans les muscles des membres supérieurs et du tronc.

Etat de la dentition. — L'examen des mâchoires fait constater qu'à droite et en haut la deuxième petite molaire de première dentition est cariée et que la dent de remplacement de cette molaire fait son apparition.

Dans toute la mâchoire, d'ailleurs, se voient des dents de première et de deuxième dentition en évolution incomplète.

En cours de traitement, a eu une amygdalite et des manifestations symptomatiques de l'évolution dentaire, se traduisant par une otite double et une adénite cervicale sous-maxillaire non suppurée.

Comme dans l'observation précédente , la marche, de la chorée suit celle de l'évolution dentaire et ce n'est aussi qu'aux environs du 2 février que l'on constate une grande amélioration coïncidant avec la presque complète terminaison de cette évolution .

Enfin la petite malade sort guéri le 15 mars, les dents sont toutes au même niveau et la dent de remplacement a achevé son évolution .

Même traitement que dans l'observation précédente.

OBSERVATION VIII

Communication faite à la *Société de Médecine et de chirurgie pratiques* de Montpellier, le 10 février 1892 par M. Houel interne des maladies des enfants.

Juliette S.., âgée de 15 ans, enfant de l'hôpital depuis l'âge de quatre ans.

Antécédents héréditaires. — Père âgé d'environ 50 ans, non alcoolique, jouissant d'une bonne santé.

Mère morte, il y a onze ans, jeune encore, de la poitrine. Elle a eu six enfants, dont deux seuls restent vivants (une fille âgée de 20 ans et notre malade). Les quatre autres sont morts, dont une fille, de la poitrine, à l'âge de 11 ans.

Collatéraux. — Rien à noter.

Pas d'antécédents rhumatismaux.

Antécédants personnels. — Bronchite (?) vers l'âge de 7 ans.

En janvier 1891, elle monte une première fois dans nos salles pour une métrorrhagie assez abondante, qui dure près de douze jours. Très affaiblie par ces pertes, la malade ne se présente au service que quelques jours seulement après le début de l'hémorrhagie interne.

Quand elle redescend, les pertes ont cessé, mais elle reste toujours très animée, et malgré la recommandation expresse du chef de service, elle cesse bientôt tout traitement ferrugineux.

La menstruation, qui s'était établie chez elle à 13 ans, redevient normale, tant au point de vue de la durée (trois ou quatre jours) que de la quantité du sang perdu.

Le 26 octobre 1891, la malade remonte une seconde fois à l'infirmerie le lendemain du jour où ont cessé les règles.

Cette fois elle est prise, sans émotion antérieure, de mouvements choériques dans tout le corps.

Quelques jours avant le début de ces mouvements, notre malade se sentait très énervée, riait et pleurait à propos de rien. De plus elle avait constaté chez elle une certatne maladresse. Elle avait dû renoncer à la couture, car elle se piquait, nous dit-elle, continuellement les doigts avec son aiguille.

C'est le 26 au matin, que les mouvements choériques éclatent brusquement. Il sont très violents dans les membres supérieurs, principalement à gauche, ainsi que dans les muscles du cou et de la face.

Examen de la malade. — C'est une fille de 15 ans, assez

bien développée, mais présentant tous les signes d'une anémie profonde caratérisée par une pâleur extrême des téguments et des muqueuses.

Rien de particulier à noter au point de vue des troubles de la sensibilité. Pas d'anesthésie pharyngée ni de troubles oculaires à noter ; cependant du ptosis à droite, dû à des granulations.

Devant le tableau que présente la malade lors de son entrée au service, je lui prescris la potion suivante, à prendre dans les vingt-quatre heures :

> Bromure de potassium............ 1 g.50
> Sirop d'écorce d'oranges amères... 30 —
> Eau........................... 90 —

Le lendemain, 26 octobre, M. Baumel continue la potion au bromure de potassium et ajoute :

1° Fer réduit par l'hydrogène, 5 centigr. matin et soir, aux repas.

2° Décoction de quinquina, 20 gram. matin et soir dans une tasse de lait.

L'examen de l'appareil dentaire de notre malade fait ce jour-là, 27 octobre 1891, nous montre que :

La dent dite de 9 ans (deuxième grosse molaire), groupe supérieur, est en arrière sur les autres à droite comme à gauche,

Les incisives supérieures de remplacement, à droite comme à gauche, sont aussi en retrd.

La malade est donc en pleine évolution dentaire.

Novembre. L'état choréique est sensiblement amélioré, mais des mouvements persistent encore aux membres et à la tête.

Le bromure de potassium a été progressivement porté à la dose de 3 grammes.

Les menstrues n'ont pas fait leur apparition.

Décembre. — Aménnorhée persistante. Anémie encore prononcée. — Même traitement. Pas de menstruation encore.

Janvier. — Le 25 seulement, réapparaissent les règles qui durent cinq jours et sont normales. Mouvements moins intenses. L'évolution dentaire se continue.

OBSERVATION IX

(Communication faite à la Société de médecine et de chirurgie pratiques de Montpellier, le 10 février 1892, par M. Houel, interne des maladies des enfants.)

Maria M..., entre à l'hôpital le 4 juillet 1891.

Antécédents héréditaires. — Parents nerveux. Pas d'antécédents rhumatismaux ni tuberculeux.

Sa mère a eu 7 enfants, dont un seul est mort à l'âge de 3 ans.

Antécédents personnels. — A 7 ans, dothienentérie (première cause d'anémie).

A huit ans, première atteinte de chorée, à la suite d'une peur. Durée, cinq mois.

A 8 ans, rougeole dont la convalescence reste trainante ; anémie profonde à la suite.

A 11 ans, deuxième atteinte de chorée qui dure cinq mois et demi à six mois et survient sans cause appréciable.

A 12 ans 1[2, troisième atteinte de chorée qui dure six mois environ et, comme la précédente, survient sans cause connue.

A 14 ans, quatrième atteinte de chorée, pour laquelle elle entre dans le service de M. Baumel.

Examen de la malade. — Fillette maigre, petite, très anémiée, non encore réglée.

Il existe des mouvements brusques dans tout le corps, surtout dans les membres supérieurs, la tête et le cou. La langue et les muscles du pharynx sont aussi atteints. La mastication, la déglutition sont gênées. La parole est scandée. Aucun trouble de la sensibilité.

L'examen de l'appareil dentaire, pratiqué par M. Baumel, montre que :

La dent dite de 9 ans, est encore recouverte, en bas, par un bourrelet de muqueuse. La première grosse molaire supérieure droite manque.

Traitement. — 1° Braumure de potassium. . 2 gram.
Eau . . . . 60 —
à prendre la moitié le matin, la moitié le soir.

2° Fer réduit par l'hydrogène . 0 gr. 10 par jour
3° Décoction de quinquina . . 20 —

Août 1892. L'état général de la malade s'améliore tant soit peu. L'anémie est grande encore et les dents n'ont pas complètement évolué.

Septembre. Même état général. Mouvements moins violents, toujours plus prononcés dans les membres supérieurs. Même traitement.

Janvier. Depuis quelque temps, les mouvements ont presque totalement disparu. Cette fillette peut reprendre ses ouvrages de couture et de crochet qu'elle avait dû abandonner.

Croissance exagérée, malgré le développement d'ensemble peu marqué de la maladie.

On ajoute au traitement : phosphate de chaux, 40 centigr. par jour à prendre au moment du repas.

Février. Les mouvements sont à peine perceptibles. M. A... peut être considérée comme guérie.

On continue cependant encore le traitement.

OBSERVATION X

(Thèse de Brochet. — Prise à la consultation gratuite par M. Piétri, externe.

Le 12 février dernier se présente à la consultation gratuite une jeune fille, Marie D..., âgée de onze ans.

Les mouvements désordonnés des paupières et des membres

supérieurs indiquent, sans aucun doute, que cette jeune fille est atteinte de chorée.

Le début de la maladie, selon, la mère, remonte à un mois, et c'est une récidive.

La première atteinte a eu lieu il y a un an et a duré trois mois ; cette récidive est venue sans cause connue.

La mère a eue la chorée à vingt-deux ans pendant la naissance de cet enfant. Cette chorée n'a duré que les trois premiers mois de la gestation.

L'examen des dents de la jeune malade fait voir : la dernière molaire supérieure est en évolution complète ; elle est à peine visible.

La troisième molaire inférieure est cariée.

La quatrième sort seulement de deux millimètres.

La deuxième petite molaire inférieure est ébranlée, fortement déviée en dehors, en même temps celle de remplacement sort de quatre millimètres.

On donne comme traitement à renouveler au bout de six à sept jours :

Fer réduit par l'hydrogène, 15 grammes : une pincée à chaque repas.

Phosphate de chaux, 0,50 cent. par jour : moitié le matin, moitié le soir, dans une tasse de lait sucré.

Sirop de quinquina, 150 grammes : une cueillérée matin et soir.

Bromure de potassium. . . .   10 grm.
Eau . . . .   200 grm.

Une cueillerée à bouche matin et soir.

OBSERVATION XI
(Thèse de Brochet. — Prise à la consultation gratuite par M. Piétri, externe).

Le 27 février 1892, Emilie H..., jeune fille de douze ans.

A la chorée depuis longtemps, mais est presque guérie quand

elle se présente ; elle est encore un peu excitée, mais n'a pas de mouvements bien marqués.

On constate à l'examen des dents :

La canine inférieure droite est tombée depuis un mois.

La canine supérieure du même côté est ébranlée.

La deuxième molaire supérieure droite est ébranlée aussi.

Les deuxième et troisième molaires inférieures droites sont cariées.

Les antécédents de la malade sont peu connus ; elle n'a pas eu de maladie antérieure importante ; néanmoins, elle se trouve dans un état d'anémie profonde, que l'on ne peut expliquer que par la mauvaise alimentation ; cette anémie, d'origine alimentaire, constitue donc la cause prédisposante de l'apparition de la chorée chez cette enfant ; quant à la cause occasionnelle, c'est sans contredit l'évolution dentaire agissant comme cause primordiale et unique.

Il est presque certain que la malade, qui est maintenant en bonne voie de guérison, sera complètement rétablie dès que l'évolution dentaire sera terminée ; et pour activer cette évolution, on prescrit le phosphate de chaux, 0 gr. 50 centigr. par jour ; au phosphate de chaux on ajoute le traitement ordinaire de M. Baumel : fer réduit, sirop de quinquina, bromure de potassium.

OBSERVATION XII

(Thèse de Brochet. — Prise à la consultation gratuite par M. Piétri externe.

21. mars. -- Julie M..., fillette de 11 ans, présente des contractions des muscles de la face.

Le front se plisse et se détend ; les sourcils se rapprochent et s'écartent ; les commissures labiales sont entraînées au dehors, mais tous ces mouvements ne sont pas très marqués ; ce qui frappe le plus chez cette malade, ce sont les mouvements des membres supérieurs qui sont très accentués. Le diagnostic de chorée est porté sans aucune hésitation.

L'interrogatoire de l'enfant et de la mère, qui l'accompagne, fait savoir que la malade est atteinte depuis six mois ; les antécédents morbides sont nuls.

On constate une anémie profonde qu'on ne peut expliquer, d'après les renseignements fournis par la mère, que par une alimentation défectueuse.

L'examen des dents nous fait voir :

La canine inférieure droite de remplacement à peine sortie de 5 millimètres (la mère a arraché celle de première dentition, il y a cinq mois ; elle était ébranlée).

Les molaires supérieures gauches sont en retard sur les autres.

On donne toujours le même traitement :

Phosphate de chaux pour activer l'évolution dentaire ;
Sirop de quinquina comme tonique ;
Fer réduit par l'hydrogène contre l'anémie ;
Bromure de potassium comme sédrtif du système nerveux.

OBSERVATION XIII

(Thèse de Basset.)
recueillie dans le service de M. le professeur agrégé Baumel

J... Pauline, âgée de 11 onze ans, entre le 30 janvier 1897 dans le service des maladies des enfants.

Antécédents héréditaires. — Artério-sclérose chez la grand' mère maternelle très sujette du reste aux épistaxis. Le père avait de l'artério sclérose. Pas de bacillose chez les parents. Pas d'antécédents névropathiques. Pas de syphilis avouée.

Antécédents personnels. — Scrofule. Adénites généralisées et répétées. Grande misère physiologique. Avant la chorée, épistaxis fréquentes qui ont cessé depuis l'apparition de cette dernière.

Début de la maladie. — Pauline J... présenta, il y a un an, des phénomènes choréiques qui disparurent rapidement.

Maladie actuelle. — Il y a un mois, la maladie débuta par des grimacements qui allèrent en s'accentuant, et, cinq jours après le début, les mouvements arytmiques se généralisèrent. Jamais de crise ni de perte de connaissance. L'intelligence est conservée, mais la parole est impossible. La déglution offre de grandes difficultés. Pas d'incontinence d'urine, pas de paralysie. Pendant le sommeil, les mouvements cessent complètement, ce sommeil dure environ quatre à ciq heures consécutives.

Le 30 janvier, au moment de l'examen. — La malade ne peut marcher, son agitation est extrême, la tête portée en arrière, simule l'opisthotonos. Les bras et les jambes exécutent de grands mouvements arythmiques. Ne pouvant parler, l'enfant pousse des cris rauques inarticulés.

Sous l'influence de la volonté, l'intensité des mouvements s'atténue légèrement, mais cette période de calme relatif ne dure que quelques secondes, elle fait bientôt place à une agitation très marquée.

La machoire est quelquefois agitée aussi par les mouvements choréiques, la langue est projetée hors de la bouche puis claque au palais.

Les commissures labiales sont tirées spasmodiquement, les lèvres sont sèches, les pupilles dilatées.

L'auscultation du cœur, très difficile, permet cependant de constater la présence d'un état choérique cardiaque. La recherche des réflexe est remplie de difficultés, la malade agite sa jambe, la raidit, puis la plie au genou et la projette par des détentes brusques.

La sensibilité est conservée. Pas de paralysies, pas de chorée molle.

L'enfant est soumise à une alimentation exclsivement liquide, et au traitement de la chorée, tel qu'il est institué dans le service de M. Baumel, c'est-à-dire :

    Bromure de potassium............ 10 grammes.
    Sirop d'écorces d'oranges amères... 90 —
    Eau................ Q. S. pour 200 —

une cuillerée matin et soir.

Solution de lactophosphate de chaux à 5 %. 30 grammes par jour.

Sirop de Quinquina : 40 grammes par jour.

Fer réduit par l'hydrogène : une pincée à chacun des principaux repas.

On combat l'état du cœur par IV gouttes de teinture de digitale administrées matin et soir pendant quatre jours consécutifs.

Les jours suivants, les mouvements persistent aussi intenses, l'appétit est conservé. Les selles sont irrégulières, il y a surtout de la constipation ; l'urine, peu abondante, est riche en phosphates et en urée. L'enfant maigrit.

Le 4 février, on note un léger apaisement ; la malade sue abondamment.

Le 9, l'amélioration persiste.

Le 11, l'agitation est peu marquée ; la malade se plaint de douleurs articulaires et étend difficilement l'avant-bras.

Le 24, il y a un peu de parésie des muscles du bras gauche. Celui-ci ne peut être étendu, mais la malade ne peut le fléchir.

Le 4 mars, l'amélioration s'accentue et la parésie notée précédemment a disparu.

Le 20, plus de traces de chorée.

Durant le cours de la maladie, le remplacement des incisives latérales s'est complété. Les premières petites molaires définitive évoluent à la mâchoire inférieure au moment où l'enfant quitte le service.

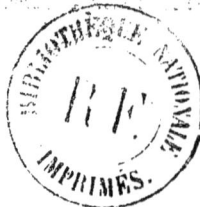

OBSERVATION XIV

(Thèse de Basset. — Recueillie dans le service de M. le Professeur agrégé Baumel).

Rosalie A..., sept ans, entre le 11 février 1896 dans le service de M. le professeur agrégé Baumel, clinique, des filles.

Antécédents héréditaires. — Mère rhumatisante.

Antécédents personnels. — L'enfant eu l'influenza à 4 ans.

Début de la maladie. — A cinq ans, la jeune malade présenta quelques signes de chorée légères qui durerent un mois environ (on lui donna du bromure). A six ans, elle est une nouvelle attaque de chorée qui dura deux mois. Actuellement, à sept ans, elle est atteinte depuis un mois. On lui a donné du bromure sans résultat.

État actuel. — L'agitation est très grande.

Les mouvements sont incoordonnés ; la fillette relève les épaules, secoue et tourne la tête lorsqu'on l'examine.

Elle ouvre la bouche toute grande et la ferme spasmodiquement, les lèvres se plissent, les commissures sont tirées, et les yeux agités ne peuvent fixer un seul instant le même point.

Le corps de la malade subit des contorsions diverses : tantôt elle se penche en arrière, tantôt à droite ou à gauche, et pendant ces mouvements, la tête est en rotation d'un côté ou de l'autre.

Les membres supérieurs sont battants ; lorsqu'on prie la fillette de rester au repos, ses mains s'ouvrent et se ferment, elle leur imprime des mouvements de rotation en dehors et en dedans. Si l'on dit à l'enfant de prendre un objet, son bras décrit de larges oscillations. Dès que l'objet est saisi, les doigts exécutent divers mouvements autour de lui, puis le serrent convulsivement. Quand l'objet a été tenu un certain temps d'une façon, les doigts se mettent à s'agiter et à en faire le tour. On peut voir alors la malade ployer le bras, porter l'objet sur sa poitrine et lui faire décrire quelques mouvements de haut en bas.

Si l'on ordonne à la jeune A... de tendre le bras, elle exécute de très rapides mouvements d'extension et de flexion. L'autre bras à son tour, exécute les mêmes mouvements et tout le corps est bientôt agité.

La malade ne peut rester debout au même endroit. Elle trépigne sur place, écarte ses pieds, puis les rapproche, fait quelques pas, revient ensuite. En marche, ses jambes s'entrecroisent parfois et elle se laisse tomber.

Avant de se baisser, la fillette hésite d'abord, puis se penche tout d'un coup, ramasse l'objet qu'elle veut prendre et se relève ensuite avec une grande brusquerie.

Lorsqu'elle mange, elle avale de travers et mâche, du reste, fort mal. La première grosse molaire (dent de six, sept ans) évolue en bas, à droite et gauche.

Même couchée, la malade s'agite, les mouvements cessent pendant le sommeil.

Sous l'influence d'un traitement approprié, la maladie paraît s'amender.

Le 5 mars, la fillette est plus calme.

Le 21, les mouvements ont bien diminué. La dent de sept ans a percé la gencive à droite et en haut, rien à gauche.

Le 15 avril, la malade part guérie.

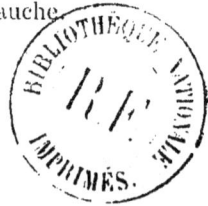

CONCLUSIONS

De l'ensemble de notre travail et des observations que nous rapportons, nous croyons ponvoir, confirmant ainsi l'opinion de M. le professeur Baumel, tirer les conclusions suivantes :

1° La chorée de Syndenham est une maladie de l'enfance avec maximun de fréquence à 6 ans et 1/2 et à 13 ans (époques de l'évolution de deux grosses molaires) ;

2° Les choréiques sont des malades prédisposés par l'anémie qu'elle qu'en soit la cause, et chez lesquels les excitations produites par le travail de la dentition, surtout par l'évolution des grosses molaires, détermine la maladie ;

3° L'anémie est donc la cause prédisposante, l'évolution dentaire la cause occasionnelle de la chorée.

INDEX BIBLIOGRAPHIQUE

BABEAU. — L'urine dans la chorée. *Bul. Méd.*, Paris 1897.

BAGINSKY. — Traité des maladies de l'enfance. Paris, 1892.

BARTHEZ et SANNÉ. - Maladie de l'enfance.

BAUMEL. — Leçons cliniques, 1893.

— *Union Médicale*. La chorée chez l'enfant, 1891.

— Congrès de Bordeaux, 1895.

— Leçon d'ouverture, 1899.

BOUCHUT. — Maladies de l'enfant.

BROCHET. — Thèse de Montpellier.

CADET DE GASSICOURT. — Tr. Clinique des maladies de l'enfant, 1882.

COMBY. — Traité des maladies de l'enfance, 1897.

CHARCOT. — Leçons sur les maladies du système nerveux.

DECHAMBRE. — *Dic. encyclop. des sciences médicales.*

DIEULAFOY. — Manuel de Pathologie interne, 1897.

— Clinique médicale de l'Hôtel-Dieu. 1898.

D'ESPINE et PICOT. — Maladies de l'enfance.

FILATOW (de Moscou). — Maladies de l'enfance, 1898.

FONSSAGRIVES. — Leçons d'hygiène infantile.

GRASSET et RAUZIER. — Traité des maladies du système nerveux.

GRASSET. — Clinique médicrle de l'hôpital Saint-Eloi de Montpellier.

GUÉRIN. - Th. de Paris, 1876.

HEYDENREECHE. — Dent de sagesse. Th. d'agrégation.

HUEL. — Communication à la *Société de Médecine et de Chirurgie pratique*, 1892.

LAVEREAU et TESSIER. — Clinique médicale, t. I.

LEROUX. — Traité des maladies de l'enfance, publié sous la direction de Graucher, Comby, etc., 1897.

MACKENZIE (St). — Observations de 435 cas de chorée. *(British médical Journal*, 1887).

MAGITÒT. — Article dent. *Dic. encycl. des sciences médicales.*

MARCÉ. — De l'état mental dans la chorée. *Bulletin de l'Académie impériale de médecine*, t. XXIV. 1858-1859.

MARFAN. — *Semaine médicale*, 1897.

RICARD et BOUSQUET. — Traité de pathologie externe.

SARIC. — Th. de Paris, 1895.

SÉE G. — De la chorée. Mémoire à l'*Académie de Médecine*. 1859.

SIMON J. — Article chorée du *Nouveau Diction. de Méd. et Chirurgie.* 1867. — Leçons cliniques.

SYDENHAM. — Œuvres de médecine pratique, 1816.

TRIBOULET. — Thèse de Paris, 1893.

TRIPIER. — *Dict. encyc. des sciences médicales*, (art. chorée).

TROUSSEAU. — Clinique médicale de l'Hôtel-Dieu, 1868.

WEST. — Leçons sur les maladies des enfants.

SERMENT

En présence des Maîtres de cette École, de mes chers condisciples et devant l'effigie d'Hippocrate, je promets et je jure, au nom de l'Être suprême, d'être fidèle aux lois de l'honneur et de la probité dans l'exercice de la Médecine. Je donnerai mes soins gratuits à l'indigent, et n'exigerai jamais un salaire au-dessus de mon travail. Admis dans l'intérieur des maisons, mes yeux ne verront pas ce qui s'y passe ; ma langue taira les secrets qui me seront confiés, et mon état ne servira pas à corrompre les mœurs ni à favoriser le crime. Respectueux et reconnaissant envers mes Maîtres, je rendrai à leurs enfants l'instruction que j'ai reçue de leurs pères.

Que les hommes m'accordent leur estime si je suis fidèle à mes promesses ! Que je sois couvert d'opprobre et méprisé de mes confrères si j'y manque !

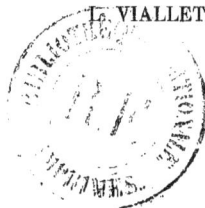

www.ingramcontent.com/pod-product-compliance
Lightning Source LLC
Chambersburg PA
CBHW071523200326
41519CB00019B/6044